大型药学知识普及丛书

药，你用对了吗
——哮喘用药

总主编 许杜娟
主　编 沈爱宗

科学出版社
北京

内 容 简 介

为了让读者能够全面了解哮喘,本书首先从哮喘的病因、临床表现、并发症、治疗选择、预后等方面简单介绍了疾病的基本情况,而后从用药的角度,重点介绍了常用治疗哮喘药物的特点及联合用药、饮食对用药的影响,比较了常用吸入装置的优缺点。另外,本书还对儿童、老年人、孕妇、哺乳期和月经期妇女等特殊人群用药进行了具体指导,通过典型案例,分析了患者用药的常见误区。本书最后总结归纳了哮喘患者最常困惑的用药问题,以帮助读者答疑解惑。

本书通过通俗易懂的语言对哮喘治疗药物知识进行科普介绍,旨在提高哮喘患者和家属对哮喘治疗药物的认识,可作为哮喘患者家庭药物治疗和自我康复常备的科普用书,也可供基层医务人员和广大群众阅读参考。

图书在版编目(CIP)数据

药,你用对了吗. 哮喘用药 / 沈爱宗主编. —北京:科学出版社,2018.10

(大型药学知识普及丛书 / 许杜娟总主编)

ISBN 978-7-03-058962-0

Ⅰ. ①药… Ⅱ. ①沈… Ⅲ. ①哮喘-用药法 Ⅳ. ①R452

中国版本图书馆 CIP 数据核字(2018)第 222564 号

责任编辑:闵 捷 周 倩 / 责任校对:杨 赛
责任印制:黄晓鸣 / 封面设计:殷 靓

科 学 出 版 社 出版
北京东黄城根北街 16 号
邮政编码:100717
http://www.sciencep.com

江苏省句容市排印厂印刷
科学出版社发行 各地新华书店经销

*

2018 年 10 月第 一 版 开本:A5(890×1240)
2018 年 10 月第一次印刷 印张:2 3/4
字数:59 700

定价:30.00 元
(如有印装质量问题,我社负责调换)

大型药学知识普及丛书
总编辑委员会

总主编

许杜娟

副总主编

夏　泉　　沈爱宗

成　员

（以姓氏笔画为序）

石庆平　朱冬春　许杜娟　孙旭群　严安定
李　浩　汪永忠　汪燕燕　汪魏平　沈爱宗
居　靖　秦　侃　夏　泉　黄赵刚　葛朝亮

《药,你用对了吗——哮喘用药》编辑委员会

主 编
沈爱宗

副主编
刘 圣　苏 丹

编 委
（以姓氏笔画为序）

方玉婷　宁丽娟　刘 圣　苏 丹　吴颖其
陈泳伍　沈爱宗　周 冉　胡晓文　姚 飞
舒 冰

写给读者的话

亲爱的读者：

您好！感谢您从浩瀚的图书中选择了"大型药学知识普及丛书"。

每个人可能都有用药的经历，用药时可能会有疑惑，这药是否能治好我的病？不良反应严重吗？饭前吃还是饭后吃？用药后应该注意些什么？当然您可以问医生，但医生太忙，不一定有时间及时帮您解答；您也可以看说明书，可说明书专业术语多，太晦涩，不太好懂。怎么办？于是我们组织多家三甲医院的临床药师及医生共同编写了本丛书，与您谈谈用药的问题。

药品是指用于预防、治疗、诊断人的疾病，有目的地调节人的生理功能并规定有适应证或者功能主治、用法和用量的物质。但药品具有两重性，其作用是一分为二的，用药之后既可产生防治疾病的有益作用，亦会产生与防治疾病无关甚至对机体有毒性的作用，即通常所说的"是药三分毒"。因此，如何合理地使用药品，从而发挥良好的治疗作用，避免潜在的毒副反应，是所有服用药品的患者所关心的问题，也是撰写本丛书的出发点。

本丛书选择了临床上需要通过长期药物治疗的常见病、多发

你用对了吗——哮喘用药

病,首先对疾病的症状、病因、发病机制作简要的概述,让您对疾病有基本的了解;其次介绍了治疗该疾病的常用药物,各种药物的药理作用、临床应用、不良反应;最后我们根据多年临床经验及患者用药问题的调研对患者用药过程中存在的疑惑,以问答的形式解惑答疑。此外,文中还列举了临床上发生的典型案例,说明正确使用药品的重要性。

  本丛书涵盖的疾病用药知识全面系统,且通俗易懂。广大患者可以从本丛书中找到自己用药疑问的答案。本丛书对于药师来说,也是一本很有价值的参考书。

许杜娟
2018年6月6日

如何阅读本书

哮喘是一种慢性气道非特异性炎性疾病，以气流受阻和气道高反应性为特征。通俗地说，就是反复的、发作性的咳嗽、喘憋。支气管哮喘如诊治不及时，随病程的延长和发作次数增多，可产生不可逆的气道损伤，将会给患者、家庭乃至国家带来更沉重的负担。经过长期规范治疗和管理，哮喘可以得到控制。哮喘需要医患携手共同来打这个持久战，我们的武器是规范的治疗方案和药物，同时需要患者和家属的支持和良好的配合，患者本身具备正确的药物知识是非常重要的。只有这样，我们最后才能战胜哮喘，让哮喘患者顺畅地呼吸、自由地生活。本书文字通俗易懂，内容科学实用，以哮喘的治疗药物为中心，介绍了在使用哮喘药物过程中的相关知识，告知患者如何合理用药，从而有效地控制哮喘，希望能对哮喘患者及其家属有所裨益。

本书分为三大部分，第一部分为疾病概述，介绍了哮喘的分类、发病原因、临床表现、治疗选择和预后等。第二部分为药物治疗，介绍了治疗目标与常用药物，图文并茂地介绍了常用吸入装置的使用方法，并比较了其优缺点；针对一些特殊人群，如儿童、老年人、孕妇、哺乳期和月经期妇女用药提供特别的用药指导。对一些典型案例的分析，可让读者深入了解临床药物治疗过程，避免进入药物治疗的误区。第三部分为用药常见问题解析，以问答的形式，就哮喘药物治疗方面的相关问题阐述了相关知识。内容通俗易懂、具有趣味性和实用性，不仅回答了患者感兴趣的哮喘问题，还为哮喘患者带来了健康理念。

沈爱宗

目 录

写给读者的话
如何阅读本书

第一部分 疾病概述

概述/001
分类/002
发病原因/002
临床表现/002
治疗选择/003
预后/004

第二部分 药物治疗

· 治疗目标与常用药物 ·

治疗目标/005
常用药物/006
常用吸入装置优缺点及使用方法/021
药物配伍或联合用药/024
药物与饮食/028

· 特殊人群用药指导 ·

· 用药案例与解析 ·

第三部分 用药常见问题解析

参考文献/071

第一部分 疾病概述

概述

支气管哮喘（bronchial asthma，简称哮喘）是一种由多种细胞和细胞组分参与的慢性气道炎症性疾病。主要特征包括气道慢性炎症，气道对刺激反应异常敏感，可逆性气流受限及随着病程延长而导致的一系列气道组织结构的改变。临床表现为反复发作的喘息、气急、胸闷或咳嗽等症状，常在夜间和（或）清晨发作或加重，多数患者可自行缓解或经治疗后缓解。

哮喘是世界上最常见的慢性疾病之一。近年来在全球范围内，哮喘患病率仍呈不断增长趋势。目前全球哮喘患者至少有3亿人，我国哮喘患者约有3000万人。2010年流行病学调查结果显示我国仅40%哮喘患者得到控制。支气管哮喘如诊治不及时，随病程的延长和发作次数增多，可产生不可逆的气道损伤，将会给患者、家庭乃至国家带来更沉重的负担。经过长期规范治疗和管理，哮喘可以得到控制，多数患者很少出现哮喘发作，严重哮喘发作则更少见。但临床上，很多患者往往顾忌哮喘药物如糖皮质激素的不良反应擅自停药，导致病情反复甚至急性发作被迫急诊入院。因此，让患者及其家属科学认识哮喘包括各种治疗药物，从而提高患者合理用药的依从性对于提高哮喘的治疗效果非常重要。

分类

根据临床发作的不同，哮喘可分为急性发作期、慢性持续期。

（1）急性发作期：常因外界因素刺激，突然发生喘息、气急、咳嗽、胸闷，或原有症状加重，伴有呼气流量降低。

（2）慢性持续期：患者虽然没有哮喘急性发作，但在相当长的时间内仍有喘息、气急、咳嗽、胸闷等症状，其次数不定，程度不同；根据其症状控制水平和未来风险的评估，可分为控制、部分控制和未控制3个等级。

其他分类方法：按病因不同分类，可分为变应性哮喘、感染性哮喘、运动性哮喘、药物性哮喘、职业性哮喘及特殊类型哮喘（月经性哮喘和妊娠性哮喘）。按对糖皮质激素反应分类，可分为非激素依赖型哮喘、激素依赖型哮喘和激素抵抗型哮喘。

发病原因

哮喘的病因复杂，同时受遗传因素和外界环境因素的双重影响。哮喘与多基因遗传有关，具有家族聚集性，亲缘关系越近，患病率越高。患者的过敏体质及外界环境的影响都是导致发病的潜在原因。环境因素主要包括过敏性因素（如尘螨、花粉）和非过敏性因素（如大气污染、感染）等。

临床表现

哮喘根据临床表现差异，可分为典型哮喘和不典型哮喘。哮喘常影响患者学习、工作和日常活动，显著降低患者的生活质量，严重时甚至威胁患者生命健康，应积极防治。具体表现如下：

1. 典型哮喘

（1）典型表现是喘息、气急、胸闷或咳嗽，反复发作，伴有肺部哮鸣音，呼气音延长，具体发病特征如下：

1）发作性：发作常与接触诱发因素有关，如接触变应原、吸入冷空气及上呼吸道感染。

2）时间节律性：常在夜间及凌晨发作、加重。

3）可逆性：哮喘症状可在数分钟内发作，并持续数小时至数天，可经平喘药物治疗或自行缓解。

（2）有些患者尤其是青少年，仅在运动时表现出哮喘，出现胸闷、咳嗽和呼吸困难（运动性哮喘）。

2. 不典型哮喘　　患者无喘息症状，也没有哮鸣音，仅表现为反复咳嗽、胸闷。对仅表现咳嗽的不典型哮喘称为咳嗽变异型哮喘，对仅有胸闷的不典型哮喘称为胸闷变异型哮喘。

治疗选择

虽然目前哮喘不能根治，但经过长期规范化治疗，大多数患者控制良好，复发明显减少甚至不发作。患者长期使用最少剂量药物或不用药物，可以自由活动，并能与正常人一样生活、工作和学习。

1. 确定并减少危险因素接触　　在生活中多留意，是否有发病的变应原或刺激性诱发因素。远离变应原或刺激性诱发因素，可减少发作次数，是防治哮喘最有效的方法。

2. 药物治疗　　哮喘治疗药物分为控制性药物如吸入性糖皮质激素，往往需要长期使用；缓解性药物，如短效的舒张支气管药物，在发作时使用。

3. 急性发作期的治疗　　评估个人发作的轻重程度，选择相应的哮喘治疗药物，呼吸困难严重者可予以氧疗甚至使用机械通气，帮助改善缺氧。根据患者具体病情，为每个患者制订相应的治疗方案。

4. 非急性发作期的治疗　　对患者进行哮喘的宣传教育，远离影响发病的环境因素，并在发作时及时使用缓解性药物，同时根据患者病情，选择相应治疗方案。定期随访，监测哮喘患者病情，逐渐调整治疗药物和治疗剂量，维持哮喘控制。

5. 免疫治疗　　进行脱敏疗法以抑制患者的变应原反应，对过敏性哮喘患者的治疗有一定的帮助。

6. 哮喘的教育与管理　　医护人员通过哮喘的宣传教育，使患者及其家属了解哮喘的诱发因素，以及如何避免诱因，熟悉哮喘发作前的表现及相应处理方法，掌握正确的药物吸入方法，提高患者治疗依从性。

预后

哮喘的转归和预后因人而异，与正确的治疗方案和患者的依从性关系密切。虽然目前哮喘不能根治，但是通过积极而规范的治疗，成人哮喘控制率可达 80%。随着医学的研究和进步，对疾病认识更加深入，哮喘的治疗将更加安全、有效，患者及其家属应树立信心，积极治疗。

胡晓文

第二部分 药物治疗

治疗目标与常用药物

除避免接触可能诱发哮喘的各种变应原和刺激性诱发因素外,药物仍是预防、治疗支气管哮喘最基本、最重要的方法。为了达到最佳的治疗效果,一旦哮喘诊断确立,应尽早开始规律的日常控制治疗,且一旦开始治疗,在整个哮喘治疗过程中应根据病情的控制情况,进行治疗药物或治疗剂量的调整。哮喘控制维持3个月以上可以考虑降级治疗(如减少药量等)从而找到维持哮喘控制的最低有效剂量的治疗方案。

治疗目标

哮喘作为一种慢性呼吸道系统疾病,不仅要注重当前症状的控制,而且要降低未来哮喘的不稳定和急性加重的风险。因此,哮喘的治疗目标包括良好地控制哮喘症状、维持正常的活动水平,同时尽可能减少急性发作、肺功能不可逆的损伤及药物不良反应。在治疗期间应对患者是否达到以上目标给予评估,且如何进行正确的评估是制订哮喘治疗方案、调整治疗药物从而维持哮喘控制水平的基础。评估的主要方法包括对哮喘症状、肺功能、呼出一氧化氮等指标的评估及哮喘控制测试（asthma control test，ACT）等，见表1。其中，ACT不要求患者进行肺功能检测，只需要患者回忆近4周的情况并回答5个简单问题。该表所选择的这5个问题对非控制哮喘最有预测性，如呼吸急促、哮喘急救药物的使用情况、哮喘对生活和工作的影响、夜间觉醒、患者本人对哮喘控制情况的评估等，每一项问题均采用5分标尺法进行评估。ACT简易有效，适合患者自我管理及哮喘控制的长期监测，患者可根据回答表1中问题得分情况，判断哮喘的控制情况。

表1 ACT问卷及其评分标准

问题	1	2	3	4	5
在过去的4周内，在工作、学习或日常生活中，您有多少时候因哮喘发作妨碍日常生活	所有时间	大多数时间	有些时候	极少时候	没有
在过去的4周内，您有多少次呼吸困难	每天不止1次	每天1次	每周3~6次	每周1~2次	完全没有
在过去的4周内，因为哮喘症状（喘息、咳嗽、呼吸困难、胸闷或疼痛），您有多少次在夜间醒来或早上比平时早醒	每周4个晚上或更多	每周2~3个晚上	每周1次	每月1~2次	没有
过去4周内，您有多少次使用急救药物治疗（如沙丁胺醇）	每天3次以上	每天1~2次	每周2~3次	每周1次或更少	没有
您如何评估过去4周内您的哮喘控制情况	没有控制	控制很差	有所控制	控制良好	完全控制

注：第1步，记录每个问题的得分；第2步，将每一题的分数相加得出总分；第3步（ACT评分的意义），评分为20~25分，代表哮喘控制良好，评分为16~19分，代表哮喘控制不佳，评分为5~15分，代表哮喘控制很差。

常用药物

治疗哮喘的常用药物可分为控制药物和缓解药物。

（1）控制药物：该类药物需要长期服用或吸入，主要是通过对抗机体炎症反应以控制哮喘症状。控制药物包括吸入性糖皮质激素、全身性激素、白三烯调节剂、长效吸入 $β_2$ 受体激动剂、缓释茶碱、色甘酸钠、抗 IgE 单克隆抗体及其他有助减少全身激素剂量的药物等。

（2）缓解药物：又称急救药物，主要用于哮喘急性发作期，患者按自身需要使用。缓解药物通过迅速解除支气管痉挛从而缓解哮喘症状。此类药物包括速效吸入和短效口服 $β_2$ 受体激动剂、全身性激素、吸入性抗胆碱能药物、短效茶碱等。

哮喘常见的治疗药物分类见表2。

表2 哮喘常见的治疗药物分类

药物分类		常见药物
糖皮质激素	吸入给药	丙酸氟替卡松、丙酸倍氯米松、布地奈德
	口服给药	泼尼松
	静脉给药	氢化可的松、甲泼尼龙
$β_2$受体激动剂	短效吸入 $β_2$ 受体激动剂（SABA）	沙丁胺醇、特布他林
	长效吸入 $β_2$ 受体激动剂（LABA）	沙美特罗、福莫特罗、丙卡特罗
ICS/LABA 复合制剂		布地奈德福莫特罗粉吸入剂、沙美特罗氟替卡松粉吸入剂
白三烯调节剂		孟鲁司特钠、扎鲁司特、齐留通
茶碱类药物		氨茶碱、多索茶碱、二羟丙茶碱
抗胆碱药	长效抗胆碱药物（LAMA）	噻托溴铵
	短效抗胆碱药物（SAMA）	异丙托溴铵
色酮类	色甘酸钠	
抗 IgE	抗 IgE 单克隆抗体	
其他	酮替芬	

你用对了吗——哮喘用药

1. 吸入用平喘药

（1）短效吸入 β_2 受体激动剂（SABA）：β_2 受体激动剂分为短效（维持时间 4~6 小时）和长效（维持时间 10~12 小时）两类，其中短效吸入 β_2 受体激动剂是缓解和控制哮喘急性症状的首选药物。该类药物具有直接作用于呼吸道、局部浓度高且作用迅速（数分钟起效）、所用剂量小、不良反应少等优点，被广泛用于哮喘急性发作的治疗。常用的药物有沙丁胺醇、特布他林等，见表 3。此类药物不建议与非选择性 β 受体阻滞剂如普萘洛尔合用；本类药物能舒张子宫平滑肌，且是否排入乳汁不明确，因此妊娠期及哺乳期妇女应慎用；高血压、癫痫患者慎用；未经控制的甲状腺功能亢进和糖尿病患者须慎用。

（2）吸入性糖皮质激素（ICS）：直接作用于呼吸道，局部抗炎作用强。该类药物具有有效控制气道炎症、降低气道高反应、减轻哮喘症状、改善肺功能、提高生活质量、降低哮喘发作时的严重程度、降低病死率等优点，且该类药物所需剂量较小，全身不良反应较少。哮喘患者长期吸入临床推荐剂量范围的 ICS 是安全的，但长期高剂量吸入该类药物也可出现全身的不良反应如骨质疏松、肾上腺皮质轴抑制等，且对那些需要使用大剂量 ICS 来控制症状或预防急性发作的患者，应当特别关注 ICS 的不良反应。该类药物为长期治疗哮喘首选药物，目前常用的药物包括丙酸倍氯米松、丙酸氟替卡松、布地奈德，见表 4。

（3）吸入性糖皮质激素/长效吸入 β_2 受体激动剂（ICS/LABA）：长期单独使用长效吸入 β_2 受体激动剂有增加哮喘患者死亡的风险，因此，不推荐长期单独使用该类药物。而长效吸入 β_2 受体激动剂与吸入性糖皮质激素联合使用具有协同的抗炎和平喘作用，可获得相当于或优于加倍剂量的吸入性糖皮质激素。同时，复方

表3 常用短效吸入β₂受体激动剂（SABA）的特点

药物名称	剂型	适应证	禁忌证	不良反应	缓解药物/控制药物	储存条件
沙丁胺醇	气雾剂	用于支气管哮喘或喘息型支气管炎等伴有支气管痉挛的呼吸道疾病	对本品以及其他肾上腺受体激动剂过敏者	震颤、头痛、心动过速	缓解药物	30℃下避光保存，避免受冻和阳光直射。药罐受冻后可能降低药品的疗效。无论药罐空否，不得弄破、刺穿、火烤
	雾化溶液		1. 对本品中任何成分有过敏史者禁用 2. 先兆性流产		缓解药物	在25℃下避光保存，开瓶1个月后应弃去所有剩余的药液
特布他林	气雾剂		对硫酸特布他林或本品中任一成分过敏者			避光，密闭，在阴凉处（不超过20℃）保存
	雾化溶液					避光，密闭保存

表 4 吸入性糖皮质激素（ICS）的特点

药物名称	剂型	适应证	禁忌证	不良反应	缓解药物/控制药物	储存条件
丙酸氟替卡松	气雾剂	可预防性治疗哮喘	禁用于对制剂中任何成分有过敏反应的患者		控制药物	不超过30℃避光保存，避免受冻和阳光直射。当罐受冻后可能降低药品的疗效
丙酸倍氯米松	气雾剂	因本品局部用于肺无明显全身作用，可用气雾吸入法以缓解哮喘症状和过敏性鼻炎的治疗，本品有治疗和预防作用	对本品过敏者禁用	常见的不良反应为咽喉部出现白念珠菌感染，偶见声嘶。因此，吸药后应及时用清水含漱口咽部。该类药物长期高剂量吸入后也可出现全身不良反应，如骨质疏松、肾上腺皮质轴抑制等		密闭在凉晴（避光并不超过20℃）处保存
布地奈德	雾化溶液	治疗支气管哮喘。可替代或减少口服类固醇治疗。建议在其他方式给予类固醇治疗不适合时吸入布地奈德混悬液	对本品或其他任何成分过敏者禁用			8~30℃保存，不可冷藏

010

制剂使用起来更方便,能提高患者对药物治疗的依从性,从而提高支气管哮喘的临床疗效,且联合用药能减少大剂量吸入性糖皮质激素可能带来的不良反应。该类药物尤其适合中度至重度持续哮喘患者的长期治疗。目前在临床应用的有不同规格的**布地奈德福莫特罗粉吸入剂**、**沙美特罗氟替卡松粉吸入剂**等,见表5。

(4)抗胆碱类药物:能舒张支气管,但作用较吸入性 $β_2$ 受体激动剂弱,起效较缓慢。该类药物的优点是长期使用不易产生耐药,且与吸入性 $β_2$ 受体激动剂联合应用能够有效提高支气管哮喘的临床治疗效果。此类药物包括短效抗胆碱药物(SAMA)异丙托溴铵、长效抗胆碱药物(LAMA)噻托溴铵。妊娠早期及患有闭角型青光眼、前列腺增生或膀胱颈部梗阻的患者应慎用此类药物,见表6。

(5)色酮类:该类药物是一类非激素抗炎剂,包括色甘酸钠等。色甘酸钠适用于轻度持续哮喘的治疗,可预防变应原、运动、干冷空气和二氧化硫等诱发的气道阻塞。一般认为色甘酸钠治疗儿童过敏性哮喘比成人效果好,安全性好。极少数患者在开始用药时出现哮喘加重,此时可先吸入少许扩张支气管的气雾剂,如沙丁胺醇等。该药物在使用过程中不要中途突然停药,以免引起哮喘复发。肝肾功能不全者、孕妇及哺乳期妇女应慎用,见表7。

2. 口服及注射用平喘药

(1)全身性皮质类固醇:在哮喘的治疗中,皮质类固醇药物,即我们常说的糖皮质激素类药物,通俗称为"激素",它的长期治疗是关键,除了前文提到的吸入性糖皮质激素外,临床还常用口服和注射型糖皮质激素以治疗急性哮喘发作。口服的糖皮质激素

表5　吸入性糖皮质激素长效吸入β₂激动剂（ICS/LABA）的特点

药物名称	剂型、规格	适应证	禁忌证	不良反应	缓解药物/控制药物	储存条件
布地奈德福莫特罗	干粉剂 布地奈德福莫特罗：80微克/4.5微克吸；160微克/4.5微克吸	本品适用于需要联合应用吸入性糖皮质激素和长效吸入β₂受体激动剂的哮喘患者的常规治疗：1. 吸入糖皮质激素和"按需"使用短效β₂受体激动剂不能很好地控制症状的患者 2. 应用吸入性糖皮质激素和长效吸入β₂受体激动剂，症状已得到完全控制的患者 注意：80微克/4.5微克吸不适用于严重哮喘患者	对布地奈德福莫特罗或吸入乳糖有过敏反应的患者禁用	声嘶、发音困难、喉部刺激、头痛、口咽部念珠菌病及震颤、心悸	控制药物	应于30℃以下，密闭保存
沙美特罗氟替卡松	干粉剂每泡含沙美特罗丙酸氟替卡松：50微克/100微克；50微克/250微克	1. 接受有效维持剂量的长效吸入β₂受体激动剂和吸入性糖皮质激素治疗的患者 2. 目前使用吸入性糖皮质激素治疗但仍有症状的患者 3. 接受支气管扩张剂规律治疗但仍然需要吸入性糖皮质激素的患者 注意：50微克/100微克规格不适用于患有重度哮喘的成人和儿童	对本品中任何活性成分或赋形剂有过敏史者禁用。本品中含乳糖，对乳糖及牛奶过敏的患者禁用本品		控制药物	30℃以下

表6 抗胆碱类药物特点

药物分类	药物名称	剂型	适应证	禁忌证	不良反应	缓解药物/控制药物	储存条件
短效抗胆碱药物	异丙托溴铵	气雾剂	本品适用于预防和治疗与慢性阻塞性气道疾病相关的呼吸困难： 1. 慢性阻塞性支气管炎伴或不伴有肺气肿 2. 轻到中度支气管哮喘	本品禁用于已知对阿托品或其衍生物或对本品中任何其他成分过敏的患者	头痛、咽喉刺激、咳嗽、口干、胃肠动力障碍（包括便秘、腹泻和呕吐）、恶心和头晕	控制药物	30℃以下保存，喷雾剂不应用力打开，或直接暴露于阳光下，或温度超过50℃以上或冷冻储存
		雾化溶液	1. 本品作为支气管扩张剂用于慢性阻塞性肺疾病，包括慢性支气管炎和肺气肿引起的支气管痉挛的维持治疗 2. 本品可与吸入性β受体激动剂合用于治疗慢性阻塞性肺疾病，包括慢性支气管炎和哮喘引起的急性支气管痉挛				30℃以下避光保存
长效抗胆碱药物	噻托溴铵	粉吸入剂	适用于慢性阻塞性肺疾病的维持治疗，包括慢性支气管炎和肺气肿，伴随性呼吸困难的维持治疗及急性发作的预防	本品禁用于对噻托溴铵、阿托品及其衍生物，如异丙托溴铵或氧托溴铵，以及对含有牛奶蛋白的赋形剂——水乳糖过敏的患者	常见的不良反应为口干	缓解药物。本品作为每日1次维持扩张剂，应用于支气管痉挛急性发作的始治疗，即抢救治疗药物	保存于25℃以下，不得冷冻

013

表 7 色酮类药物特点

药物名称	剂型	适应证	禁忌证	不良反应	缓解药物/控制药物	储存条件
色甘酸钠	气雾剂	用于预防支气管哮喘	对本品及赋形剂过敏者禁用	偶有排尿困难；喷雾吸入可致刺激性咳嗽	本品起效慢，需连用数日甚至数周后才起作用。对正在发作的哮喘无效。对支气管哮喘病例应在发病季节之前2~3周提前用药	密闭，在阴凉处（不超过20℃）保存

主要适用于中、重度哮喘急性发作和重度持续哮喘吸入大剂量糖皮质激素治疗无效的患者，常用药物有泼尼松、泼尼松龙、甲泼尼龙。对严重急性哮喘发作和危重哮喘患者应首选静脉用糖皮质激素，常用药物有甲泼尼龙、氢化可的松等，见表8。

由于口服和注射型药物，都可经过消化道的吸收进入身体血液或直接进入身体血液，快速地达到治疗浓度，从而作用在炎症部位，达到抗炎的效果，但药物在作用于气道炎症部位的同时，血液中的糖皮质激素也迅速地分布到全身各个组织器官，长期使用会引起各种不良反应，如感染、代谢紊乱（水电解质、血糖、血脂）、体重增加、出血倾向、血压异常、骨质疏松等，儿童长期使用该类药物期间还应监测生长和发育情况。

长期使用糖皮质激素类药物的患者在突然停药或减量过快时，可出现"反跳现象"，能导致急性的支气管哮喘发作和呼吸道炎症的复发或加重，因此，口服糖皮质激素的患者，需在医师或药师的指导下调整剂量，在哮喘得到良好控制的同时逐渐减少口服糖皮质激素的剂量，然后再过渡为吸入性糖皮质激素，切不可擅自用药。

（2）白三烯调节剂：人体内引起哮喘的炎症介质有很多，其中一种就是"白三烯类"的炎症介质。当此类炎症介质被激发时，会引起支气管平滑肌的强烈收缩，增强气道黏膜血管的通透性和水肿，进而引起哮喘。因此，白三烯类调节剂药物就是阻断或抑制"白三烯类"炎症介质介导的途径，减轻气道炎症和高反应性，是预防和治疗哮喘、减少激素用量的重要治疗药物。此类药物除了疗效肯定外，还有以下优点：①口服剂型，服药方便；②体内作用靶点明确，不良反应较少；③对运动诱发哮喘、病毒诱发哮喘、阿司匹林诱发哮喘等有综合治疗作用。

表 8 全身性皮质类固醇类药物特点

药物名称	剂型	适应证	禁忌证	不良反应	缓解药物/控制药物	储存条件
泼尼松	片剂	中、重度哮喘急性发作；重度持续哮喘吸入大剂量激素治疗无效	对本药及肾上腺皮质类固醇类药物有过敏史患者禁用	较大剂量易引起糖尿病、消化道溃疡和类库欣综合征症状，对下丘脑-垂体-肾上腺轴抑制作用较强，并发感染为主要的不良反应	缓解药物	遮光、密封保存
氢化可的松	注射剂	严重急性哮喘发作和危重哮喘患者	同上	同上	控制药物	遮光、密闭保存
甲泼尼龙	注射剂	严重急性哮喘发作和危重哮喘患者	全身性真菌感染的患者，已知对甲泼尼龙或该配方中的任何成分过敏的患者，鞘内注射途径结核药的患者禁用。同时，禁止对正在接受皮质类固醇治疗的患者使用活疫苗或减毒活疫苗	主要不良反应与其他糖皮质激素类似，但引起钠潴留、电解质紊乱和水肿反应较弱	控制药物	密闭，15~25℃保存

尽管吸入性糖皮质激素是控制哮喘的一线用药，但在轻、中度持续性哮喘的治疗中，发现白三烯类调节药物作为单一的治疗方法也能起到效果，同时，白三烯类调节药物能改善患者的肺功能和症状，提高相关的生活质量，减少哮喘的发作频率和降低对 $β_2$ 受体激动剂药物的使用量，因此对于不能耐受、不愿坚持使用吸入性药物或对吸入性糖皮质激素没有反应的患者，白三烯类调节药物可作为哮喘控制治疗的替代方案。常用药物为孟鲁司特钠、扎鲁司特等，见表9。

（3）茶碱类：早在 1921~1922 年，人们就发现茶碱类药物具有潜在的支气管舒张作用，可用于哮喘患者。此后人们发现此类药物还有抗炎、免疫调节和支气管保护作用，可用于支气管哮喘和稳定期慢性阻塞性肺疾病（COPD）的治疗。对于常规剂量的吸入性糖皮质激素无法控制症状的慢性哮喘患者，以及无法服用或吸入药物治疗效果不佳的患者而言，茶碱类药物仍是一种潜在有用且价格低廉的药物。

由于茶碱类药物的中毒剂量与其治疗剂量相当接近，个体差异大，在使用时需定期检查血浆中茶碱药物的浓度。在大部分人群中，茶碱血药浓度为 10~20 毫克/升，可发挥良好的支气管舒张效应，也有些人群的茶碱血药浓度在 10 毫克/升（或小于 10 毫克/升）时也能有治疗作用。但当茶碱血药浓度在 15~20 毫克/升时，有可能发生药物不良反应，特别是在治疗开始时，早期可出现恶心、呕吐、易激动、失眠等反应。若血药浓度高于 20 毫克/升，则可出现心动过速、心律失常。血药浓度高于 35 毫克/升，可有发热、脱水、谵妄、精神失常、惊厥、昏迷等症状，甚至因呼吸、心跳停止而致死。一旦出现上述症状时，应立即停药，并进行对症治疗。儿童在使用此类药物时应更谨慎。为安全使用茶碱类药物，在哮喘的维持治疗时可从低剂量开始使用，并根据血药浓度调整剂量，见表10。

表 9 白三烯调节剂类药物特点

药物名称	剂型	适应证	禁忌证	不良反应	缓解药物/控制药物	储存条件
孟鲁司特钠	片剂/咀嚼剂/颗粒剂	主要用于哮喘的预防和长期治疗，包括预防白天和夜间的哮喘症状，治疗对阿司匹林敏感的哮喘患者及预防运动诱发的支气管哮喘，减轻季节性过敏性鼻炎引起的症状。颗粒剂用于1岁及2岁以上儿童，咀嚼剂用于2岁及2岁以上儿童和成人，片剂用于15岁及15岁以上青少年和成人	对药物中任何成分过敏者禁用	一般耐受性良好，不良反应轻微，通常不需要终止治疗	缓解药物	密封，避光，室温（15～30℃）保存
扎鲁司特	片剂	用于12岁及12岁以上儿童和成人的哮喘预防和长期治疗	对药物中任何成分过敏者禁用	本药耐受性良好，使用时可能引起头痛或胃肠道反应，但症状较轻微	缓解药物	密封，避光，室温（15～30℃）保存

表 10 常用茶碱类药物特点

药物名称	剂型	适应证	禁忌证	不良反应	缓解药物/控制药物	储存条件
氨茶碱	片剂/缓释片/注射剂	用于支气管哮喘、喘息性支气管炎、慢性阻塞性肺疾病，也可用于急性心功能不全和心源性哮喘	对本品过敏的患者、活动性消化道溃疡和未经控制的惊厥性疾病	恶心、呕吐、易激动、失眠；心动过速、心律失常；发热、失水、惊厥甚至呼吸、心搏骤停致死	注射剂常为控制药物，片剂/缓释剂为缓解药物	遮光、密闭保存
多索茶碱	片剂/口服溶液/胶囊剂/颗粒剂/注射剂	用于支气管哮喘，具有喘息症状的支气管炎及其他支气管痉挛引起的呼吸困难	凡对多索茶碱或嘌呤衍生物药物过敏者、急性心肌梗死患者及哺乳期妇女禁用	剂量过大时可出现恶心、呕吐、易激动、失眠、心动过速、心律失常、可见发热、脱水、惊厥等症状，严重者甚至呼吸、心搏骤停	注射剂常为控制药物，其他剂型为缓解药物	遮光、密闭保存
二羟丙茶碱	片剂/注射剂	适用于支气管哮喘、喘息型支气管炎等具有喘息症状者	对本品或黄嘌呤衍生物类药物过敏、急性心肌梗死者	服药后可有头痛、失眠、心悸、恶心和呕吐等胃肠道症状，急性较氨茶碱刺激性小。过量时有中枢兴奋、心律失常、肌肉颤动或癫痫等	注射剂常为控制药物，片剂为缓解药物	遮光、密闭保存

茶碱类药物在体内代谢时易受到肝脏内细胞色素 P450 酶的影响，而遗传因素、并发疾病、环境因素等可改变肝脏内细胞色素 P450 酶的活性，进而会影响茶碱的代谢。当茶碱代谢率降低时，必须适当减少总的日剂量以防止药物在体内蓄积引起毒副作用。因此，建议在服用此类药物时，一定要遵循医嘱，有问题时及时向医师或药师咨询。

（4）酮替芬：早在 20 世纪 80 年代，酮替芬就用于临床治疗哮喘和过敏性鼻炎哮喘综合征，是一类相对安全有效、具有一定抗炎性质、价格低廉的抗哮喘药物。酮替芬治疗哮喘的药理学机制较为复杂，目前主要认为其作用是抑制体内肥大细胞和嗜碱性粒细胞释放变态反应的化学介质，具有肥大细胞和嗜碱性粒细胞膜保护效应，同时还有很强的抗组胺作用，还能预防和逆转 β_2 受体的下调，加强 β_2 受体激动剂的作用。

酮替芬多用于口服，每次 1 毫克，一日 2 次，预防哮喘发作，对运动和阿司匹林诱发的哮喘也有效。

酮替芬在成人中最常见的不良反应是嗜睡感、疲倦无力和记忆力减退等中枢神经抑制效应，在儿童中则表现为注意力不集中、记忆力衰退甚至影响智力发育等。服药期间应避免驾驶飞机、车、船或从事高空作业、机械作业及操作精密仪器等。此外，该药与多种药物同时使用时有可能发生药物相互作用，因此，该药物一定要在医师或药师的指导下使用。

（5）抗 IgE：奥马珠单抗是第一个被作为治疗哮喘的"生物制剂"，其是一种重组人源化单克隆抗 IgE 抗体，当体内的 IgE 与奥马珠单抗结合后，失去了与肥大细胞和嗜酸性粒细胞表面 IgE 受体相结合的能量，因此能在极早期阻断体内变态反应。用于成年人或大于 6 岁的青少年变态反应和中、重度持续性哮喘患者，能有效降低身体对激素类药物的依赖性，减少哮喘恶化的次数。但奥马珠单抗不能作为急救用药，也不能用于缓解急性支气管痉挛或哮喘持续状态。常用方法：皮下注射给药，每2~4周1次。

此种"单抗"类药物在初次使用时，应密切关注是否出现相关过敏反应，如果出现胸部或喉咙紧张、咳嗽、头晕、心跳加快或软弱、发热、潮红、荨麻疹、声音嘶哑、瘙痒、晕厥、皮疹、气短、咽喉肿胀或舌头肿胀、呼吸或吞咽困难等任何不良反应，应立即告知医师。

常用吸入装置优缺点及使用方法

1. 定量气雾剂（MDI）

（1）优点：外形轻巧，携带方便；使用方便，作用迅速；一般价格较便宜。

（2）不足：吸入技巧不易掌握；药物在口腔沉积率高；容易用药过量；哮喘急性加重的患者使用困难；儿童及老年人患者配合不好，常需和储雾罐配合使用；受极端温度影响。

（3）使用方法：①去盖，垂直握持吸入器，充分摇匀吸入器；②起立，呼气；③把吸入器放在嘴前，在开口缓慢深吸气的同时，按下吸入器的顶端并继续慢慢吸气；④屏气10秒或尽可能得长，然后呼气，见图1。

2. 定量压力气雾剂+储物罐（MDI+spacer）

（1）优点：无须吸气-喷雾协同技巧，使用年龄广泛；减少MDI抛射气体蒸发所产生的气道内应激反应（如冷氟利昂效应）；减少口咽部药物留存量。

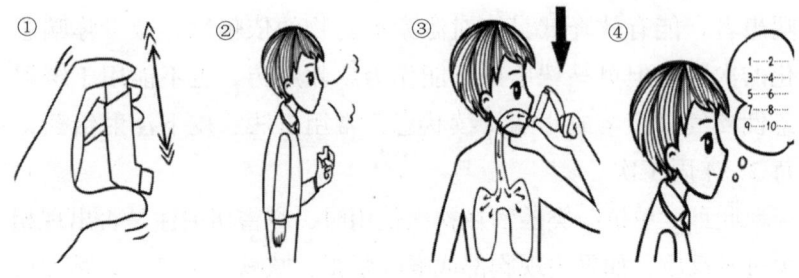

图 1　定量气雾剂的使用方法

（2）不足：体积较大，携带不便；需要抛射剂；静电可影响吸入量；增加学龄儿童的压力。

（3）使用方法：①拔掉盖帽，擦拭干净；②沿气雾剂长轴方向用力摇匀；③将气雾剂喷嘴插入储雾罐，保持面罩鼻部位置与气雾剂药瓶均向上；④将储雾罐面罩置于口鼻部，喷入药物，均匀呼吸30秒后，取下储雾罐，吸药后要注意洗脸及漱口；⑤用后将气雾剂的盖放回咬嘴上。用纸巾擦干净储雾罐面罩，见图2。

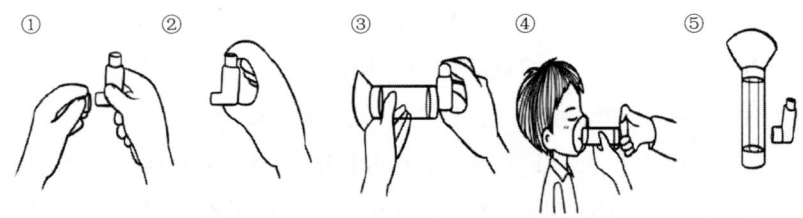

图 2　定量压力气雾剂+储物罐的使用方法

3. 干粉吸入器（DPI）

（1）优点：携带方便，使用快捷；操作较 MDI 更容易；吸气启动；无须抛射剂，不含氟氯烃（CFC）；可使用纯药物。

（2）不足：一般较 MDI 昂贵；某些装置可受潮湿环境影响；治疗效果与吸气流速有关。

（3）使用方法

1）准纳器的使用方法，①打开：用一只手握住外壳，另一只手的大拇指放在拇指柄上，向外推动直至完全打开；②推开：握住准纳器的吸嘴对着自己，向外推滑动杆，直至发出"咔哒"声，表明准纳器已做好吸药的准备；③吸入：先呼气，将吸嘴放入口中，从准纳器深深地平稳地吸入药物，切勿从鼻吸入。然后将准纳器从口中拿出，继续屏气约 10 秒，关闭准纳器。每次吸气后及时漱口，以减少药物在口咽部的沉留，见图 3。

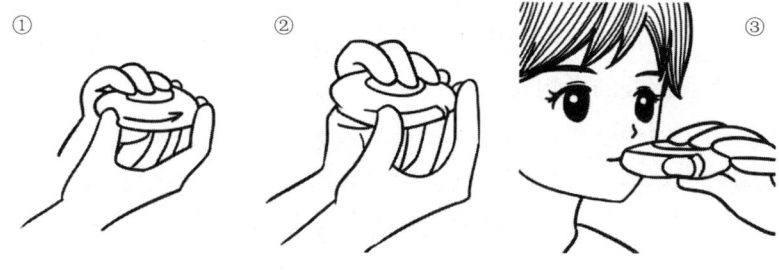

图 3　准纳器的使用方法

2）布地奈德福莫特罗粉吸入剂（都保）的三步吸入法，①拔出：旋松并拔出瓶盖；②旋转：拿直药瓶，握住底部红色部分和药瓶中间部分，向某一方向转到不能再转时原路返回，当听到"咔哒"声时，表明一次剂量的药物已装好；③吸入：先呼气，将吸嘴置于齿间，用双唇包住吸嘴用力吸气，然后将装置从口中拿出，继续屏气，5 秒后恢复正常呼吸。用完后盖好瓶盖，每次吸完后请及时盖好保护瓶盖，不要随意地拧动吸嘴，禁止随意拆装，每次吸药后及时漱口，以减少药物在口咽部的沉留，见图 4。

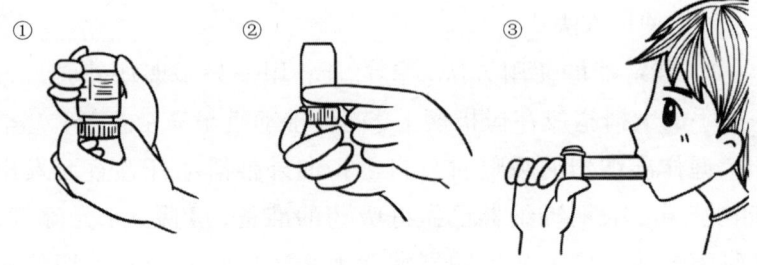

图 4 都保的三步吸入法

4. 射流雾化器（nebulizer）

（1）优点：使用方便；不需要患者的配合；不含刺激物；吸入肺部的药量较高；药物沉积时间长。

（2）不足：治疗费用较贵；有动力要求；携带不方便；疗效受患者和装置的影响较大。

（3）使用方法：①打开雾化器盖子；②用清洁的针筒、量杯或吸管，将指定剂量的药物雾化溶液和适量的稀释液注入雾化器中；③盖好雾化器；④接上塑料管；⑤接上咬嘴或面罩；⑥利用塑料管，将雾化器接驳至压缩气泵、压力循环通气机或者氧气瓶；⑦接上电源，开通气泵或者通气机，如用氧气瓶，则需打开阀门，调校流速；⑧气雾开始出现时把咬嘴放入患者口中，或将面罩盖上面部，见图5。要患者张开口慢慢呼吸，将气雾深深吸入肺；溶液必须完全雾化，才可停止治疗，关上电源或阀门，清洗雾化设备。患者使用后用水反复漱口，漱液吐出，不要咽下。

药物配伍或联合用药

1. 影响哮喘甚至导致哮喘发作的药物

（1）解热镇痛药：如阿司匹林、吲哚美辛、对乙酰氨基酚、氨基比林、安乃近、安痛定（复方氨林巴比妥）、去痛片等。这类

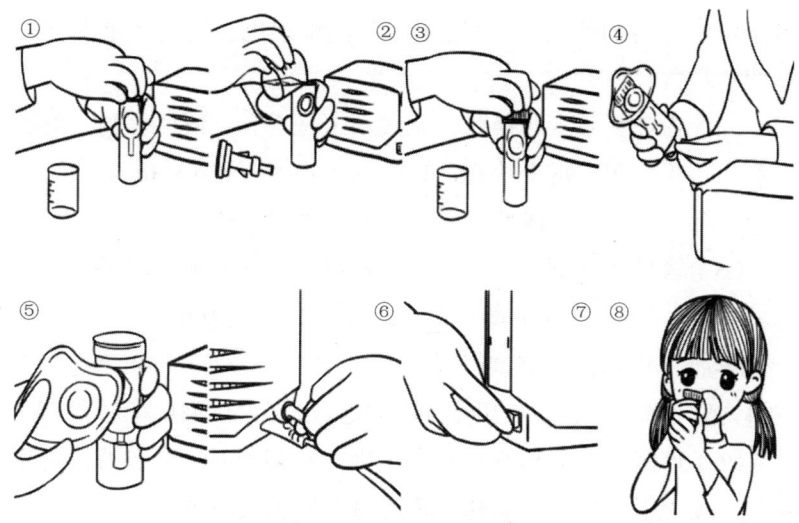

图 5　射流雾化器的使用方法

药物主要通过抑制前列腺素 E_1（可舒张支气管平滑肌）的合成，促进白三烯（可收缩支气管平滑肌）的合成而引起哮喘。另外，阿司匹林还能使体内蛋白质乙酰化，产生一种有抗原性质的乙酰蛋白，使组胺、慢反应物质释放而引起哮喘。

（2）抗菌药物：青霉素，氨苄西林，头孢氨苄，头孢噻吩，红霉素，多黏菌素 B，链霉素，万古霉素，博来霉素，新霉素，四环素，氯霉素，灰黄霉素，螺旋霉素，庆大霉素，林可霉素，卷曲霉素，两性霉素，平阳霉素，竹桃霉素，吡哌酸，磺胺类，呋喃类。患者可能有许多种药物过敏史。可在用药过程中发生哮喘，有的患者去做过敏试验时也可诱发哮喘，诱发哮喘时常伴有其他过敏性疾病症状，如皮疹、喉部水肿、休克等。

（3）β受体阻断剂：普萘洛尔、氧烯洛尔、安他唑啉、吲哚洛尔、噻吗心安、阿替洛尔和美托洛尔等。值得注意的是据报告既往无心肺疾病的人应用较大剂量普萘洛尔也可发生哮喘，另外对于易感患者即使用 0.5%噻吗心安滴眼液也会诱发严重支气管痉挛。

（4）血管紧张素转换酶抑制剂：卡托普利、依那普利、贝那普利、培哚普利、雷米普利、赖诺普利和螺普利（spirapril）等，这些药物可以抑制缓激肽的降解，从而诱发气道高反应性。

（5）含碘造影剂：如碘化油、乙碘油、碘苯酯、碘番酸、碘海醇、碘曲仑、泛影葡胺等，发生率不到2%，注射0.5～1.0毫升含碘造影剂即可引起严重哮喘发作，甚至死亡，任何一种含碘造影剂均可诱发哮喘，但以含有甲基葡胺的造影剂致哮喘发生率最高。

（6）麻醉剂及肌松剂：普鲁卡因，利多卡因，可卡因，硫喷妥钠，溴化潘克罗宁，氯化筒箭毒碱，琥珀酸胆碱。

（7）蛋白质与酶制剂：胰岛素，促肾上腺皮质激素，细胞色素c，脑垂体后叶素粉剂和提取物，链激酶，胰蛋白酶，α-糜蛋白酶，抑肽酶，各种疫苗和抗毒血清，口服花粉制剂，苯丙酸诺龙，丙种球蛋白，三磷酸腺苷。

（8）胆碱制剂：乙酰胆碱，醋甲胆碱，毛果芸香碱，琥珀酰胆碱，依酚氯铵，新斯的明，加兰他敏，毛果芸香碱。

（9）降压药：利血平，甲基多巴，胍乙啶。

（10）抗心律失常药：奎尼丁，普鲁卡因酰胺，洋地黄，乙胺碘呋酮。

（11）拟交感神经药物：异丙肾上腺素（喘息定），肾上腺素，麻黄碱，多与用药剂量大有关。

（12）驱虫药：驱蛔灵，吡喹酮，戊烷脒，海群生。

（13）抗结核药：对氨基水杨酸，吡嗪酰胺，乙胺丁醇，乙硫异烟肼，利福平。

（14）其他：某些疫苗，破伤风抗毒素，吡唑酮衍生物，羟乙基芦丁，氨茶碱，马来酸氯苯那敏，硫唑嘌呤，咖啡因，吗啡，脱氢胆酸钠，硫氧嘧啶，可待因，华法林，巴比妥，维生素 B_6，维生素 K，樟脑酊，右旋糖酐，乙酰唑胺，西咪替丁，甘露醇，黄体酮，山莨菪碱，阿托品，组胺，培他啶，阿米替林，氯丙嗪，葡萄糖酸钙，色甘酸钠，氢化可的松（乙醇制剂），地塞米松，丙酸倍氯米松气雾剂等均有诱发哮喘发作的可能。

2. 哮喘联合用药的适应证　　常规剂量的 ICS 未能良好控制的中、重度哮喘。常用的联合治疗方案有 ICS 联合 LABA、白三烯调节剂联合 ICS、氨茶碱联合糖皮质激素、β_2 受体激动剂联合 M 受体阻断剂等。这些药物均可以缓解哮喘急性发作症状，但也可导致不必要的不良反应。

（1）ICS 联合 LABA：如沙美特罗丙酸氟替卡松、布地奈德福莫特罗、丙酸倍氯米松福莫特罗。ICS 联合 LABA 对控制哮喘气道炎症和改善气道平滑肌功能具有一定的协同作用和互补效果，可使吸入激素在低剂量时也产生较强的抗炎作用，从而可以减少激素用量。

（2）白三烯调节剂联合 ICS：白三烯调节剂联合 ICS 可提高疗效，同时减少全身使用糖皮质激素的总量。

（3）氨茶碱联合糖皮质激素：小剂量吸入性糖皮质激素联合氨茶碱治疗对哮喘发作次数和肺功能改善均起到与单纯吸入较大剂量皮质激素相同的疗效，因而可以减少单用药物的剂量。

（4）β_2 受体激动剂联合 M 受体阻断剂：β_2 受体激动剂与 M 受体阻断剂联用比单用一种显示了更好的效果。如采用沙丁胺醇与异丙托溴铵联合用药，利用沙丁胺醇起效快，但维持时间短，

你用对了吗——哮喘用药

异丙托溴铵起效慢，而维持时间长，既能扩张小气道又能扩张大气道，既起效快又能持续起效，提示两者联合应用互补长短，因此取得较好的疗效。

🍀 药物与饮食

1. 氨茶碱有中枢兴奋作用，可使少数患者发生头痛、躁动不安或失眠。含有咖啡因的食物或饮料如巧克力、可可粉、茶、可乐饮料等，可加强氨茶碱的中枢兴奋作用，服药期间尽量避免食用。

2. 口服孟鲁司特钠颗粒时，可直接服用，或与一勺室温或冷的软性食物（如苹果酱）混合服用，或溶解于一茶匙室温或冷的婴儿配方奶粉或母乳中服用。在服用时才能打开包装袋。打开包装袋以后应立即服用全部的剂量（15分钟内）。与食物、婴儿配方奶粉或母乳混合后的药物不能再储存至下次继续服用。注意该药不应溶解于除婴儿配方奶粉或母乳外的其他液体中服用。但是服药后可以饮水。

3. 使用吸入剂后，建议用清水漱口，一般服用半小时左右后可进餐。吸入剂宜在饭后吸入使用，可避免对胃肠道的刺激。

4. 糖皮质激素会抑制胃肠道对钙的吸收，抑制成骨细胞的活力，可引起骨质疏松，易发生骨折、低钙血症。多补充含钙量高的食物，戒烟酒、戒咖啡及进行对抗地心引力的锻炼，可有助预防骨质疏松症（高风险人群联用二膦酸盐类）发生。

5. 大剂量口服糖皮质激素易刺激胃肠黏膜，易并发或加重消化道溃疡的发生，可能出现恶心、腹胀、上腹痛等消化道症状，注意观察呕吐物及大便性状，及时发现消化道出血，必要时积极配合医师给予抑酸药。饮食宜以清淡易消化为主，忌辛辣等刺激胃肠道黏膜的食物。

6. 糖皮质激素能增强消化腺的分泌功能，增加食欲，促进消化，但不能将其作为食欲增加剂来滥用。为避免"激素"肥胖，应适当控制饮食，少食多餐，进低盐、低热量及高钾、高钙、高蛋白质饮食。

特殊人群用药指导

1. 儿童用药指导　　儿童，尤其是婴幼儿，具有特殊的生理特点，他们处在生长发育阶段，机体各系统、各器官发育不完善，对药物的吸收、分布、代谢、排泄与成人差别很大，在不同的生长阶段对药物的反应也不同。而且儿科疾病大多病情多变，这决定了儿童药物治疗有其特殊性，对药物种类、剂量、剂型、规格、用法的选择有着更高更细致的要求。

糖皮质激素治疗的副作用一直是哮喘患儿家长最关注的问题。有部分患儿家长甚至担心影响孩子发育，对激素有抵触情绪。但从临床来说，目前在国际哮喘会议上最新推出的《全球哮喘防治创议》(简称 GINA 规范)建议，采用皮质激素的吸入疗法，每日只用 200～400 微克（少数患儿用到 800 微克），较泼尼松的剂量缩小至 1/100，每次用量只相当于 1 个小米粒的百分之一，微乎其微。再者，吸入药物可直达气道的靶细胞，起效快速，全身吸收甚少，即使吸收一部分也可于 2 小时内在肝脏中代谢掉。因此，国际哮喘学界一致公认：糖皮质激素吸入疗法是目前控制慢性哮喘反复发作的最有效的药物。

急性发作期的哮喘患儿运用激素可以有效地控制患儿的喘息症状，而缓解期运用的吸入性糖皮质激素可以直接作用于气道，局部抗炎，是长期控制哮喘的首选药物，且吸入性糖皮质激素完全不同于口服激素，全身不良反应轻微，只要在医师或药师的正确指导下使用，一般不会影响患儿的生长发育。同时，家长应关注给患儿使用吸入制剂的注意事项。例如，用气雾剂时，需要深吸气与按压气雾剂装置"同步"进行，药物才能进入下部气道，起到抗炎作用。有的患儿，按后药物刚一喷出，他就会出现保护性反射，立即憋气导致药物不能进入下气道，应教给患儿要继续深吸气才对。一些家长在患儿治疗1~2个月后，哮喘发作停止，就以为患儿好了，自动停止治疗。有的家长嫌麻烦、怕耽误时间，有的家长怕花钱，有的家长存在侥幸心理，结果过一段时间后又会复发。

总之，哮喘患儿如采取正确的方法进行积极治疗，可以取得良好的效果。倘若消极地等待"发育期自愈"，不但影响生长发育，还可能并发支气管扩张症、慢性支气管炎等疾病，会大大增加治疗的难度。

2. 老年人用药指导　　老年期是支气管哮喘发病的第二个高峰，仅次于儿童期。老年哮喘患者除了普通的哮喘症状，如反复喘息、气促、胸闷、咳嗽外，通常还伴有劳力性的呼吸困难、支气管收缩下降及合并其他的慢性疾病，如慢性阻塞性肺疾病（COPD）、心功能降低及肝肾功能减退等，基于这些情况，在诊断和治疗老年哮喘时均应加倍注意。

鉴于老年人常常并发心血管疾病（如高血压、冠心病和心律失常）或代谢性疾病，因此应尽量避免静脉或肌内注射 $β_2$ 受体激动剂，以避免引起或加重心律失常。还应注意老年人常伴有青光眼和（或）前列腺肥大等疾病，所以要慎用抗胆碱药物。

老年哮喘患者除了因年龄关系使茶碱代谢速度低于正常人外，其伴有减低茶碱代谢率疾病 [如心、肾功能不全，低氧和（或）

高碳酸血症，肝硬化，发热，病毒感染等］的情况较多；需同时应用可延缓茶碱代谢药物（如大环内酯类抗生素、喹诺酮类抗菌药、西咪替丁、酶抑制剂等）的情况也较多，因此应根据患者的实际情况酌减用药剂量（一般不大于 0.6 克/日），以免中毒。临床上曾出现过"常规剂量"茶碱治疗老年支气管哮喘而导致茶碱过量中毒的病例。

由于老年人应用糖皮质激素后更易于发生应激性溃疡、类固醇性糖尿病、白内障和骨质疏松及霉菌性感染等，因此，在积极控制哮喘症状的同时，应避免长期、大量应用糖皮质激素引起的各种并发症，应选择对血糖影响较小的激素制剂（避免应用地塞米松等）。

老年哮喘患者往往合并多种疾病，除上述各种治疗哮喘的药物外，常需同时应用多种治疗其他疾病的药物。因此，注意药物间的相互作用，避免使用可能加重哮喘病情的药物也非常重要，如 β 受体阻滞剂、阿司匹林、胍乙啶、利血平及可能引起支气管痉挛的药物，均应慎用。

3. 妊娠期与哺乳期用药指导　　妊娠期哮喘是哮喘管理中的一种特殊情况，是影响妊娠期妇女及其胎儿的主要医学问题之一。4%～8%孕妇患哮喘，1/3 哮喘患者因妊娠而加重，多发生在妊娠第 24～36 周。妊娠期哮喘不仅影响孕妇，还会影响胎儿，如果不进行有效控制，可能会导致孕妇出现难产、阴道出血、糖尿病、高血压、先兆子痫等，也可导致新生儿低体重、早产或过期产、生长迟缓、发育不良、先天畸形等。

基于妊娠期妇女和胎儿安全性的考虑，还是应慎重选择药物。美国哮喘教育和预防项目（National Asthma Education and Prevention Program，NAEPP）、美国妇产科学会及美国国立卫生研究院（NIH）最新的指南中对于妊娠期哮喘的治疗建议，仍只推荐低剂量 ICS 治疗为最安全的妊娠期哮喘治疗方案。目前认为吸入性糖皮质激素是治疗哮喘最好的选择，可避免或减少药物全身吸收的副作用。一系列研究证明，妊娠期哮喘患者使用中低剂量 ICS 是安全的（低剂量：丙酸倍氯米松 200~500 微克/日，布地奈德 200~400 微克/日，氟替卡松 100~250 微克/日；中剂量：丙酸倍氯米松 500~1000 微克/日，布地奈德 400~800 微克/日，氟替卡松 250~500 微克/日）。目前，在所有 ICS 中，布地奈德最为安全且应用普遍的，常规治疗量（100~200 微克/日）对胎儿安全。因此，妊娠期哮喘 ICS 类药物首选布地奈德。

妊娠早期（前 3 个月）应用口服糖皮质激素会增加胎儿唇裂和腭裂的发生率。应用口服糖皮质激素的孕妇先兆子痫、早产和低体重儿的发生率增加，胎儿低出生体重与口服糖皮质激素有显著剂量-反应趋势。因此，不推荐首选糖皮质激素。

白三烯受体拮抗剂孟鲁司特和扎鲁司特可以减轻轻、中度持续哮喘患者的症状，改善肺功能，缓解支气管痉挛，且不增加早产危险。目前对于妊娠者应用白三烯调节剂的研究很有限，美国妇产科医师学会-美国变态反应哮喘和免疫学院（ACOG-ACAAI）推荐只有在妊娠哮喘患者对其他药物抵抗，并且在妊娠前已显示其具有无可匹敌的疗效，才考虑应用白三烯受体拮抗剂。

按照 ACOG-ACAAI 推荐，长效吸入 β_2 受体激动剂福莫特罗和沙美特罗对于正在应用 ICS 的妊娠哮喘患者可作为首选的添加药物。对于那些应用中剂量 ICS 控制不佳的哮喘孕妇和那些妊娠前对沙美特罗反应良好的中、重度哮喘孕妇，推荐应用沙美特罗。因为沙美特罗有效性和耐受性均远好于茶碱类，推荐用沙美特罗代替茶碱类药物。

色甘酸钠和奈多罗米钠均可在妊娠期安全使用。此类药物与 ICS 相比，疗效有限，对于妊娠期轻度持续哮喘患者可选择使用，但不作为首选药物。

茶碱的药物治疗浓度与中毒浓度接近。由于孕妇肝脏代谢茶碱能力下降，应用时须频繁监测血或尿中的茶碱浓度，及时调整剂量，以避免严重不良反应。茶碱可通过胎盘屏障，使得母体和脐带血清中的茶碱浓度无显著差异。①对于妊娠期轻度持续哮喘患者可以选择低剂量茶碱，但治疗期间必须监测血药浓度，并且不作为首选治疗方案；②对于妊娠期中、重度哮喘患者，只有当 ICS 不能控制时，才考虑联用长效吸入 β_2 受体激动剂及茶碱进行治疗。

妊娠期哮喘的全程化管理可以减少哮喘症状波动或急性发作给孕妇和胎儿带来的负面影响。包括：①评估和监测哮喘病情，监测最大呼吸流量（PEF）变异率；②控制哮喘加重的因素，避免接触诱发因素；③妊娠期哮喘急性发作时，咳嗽、胸闷、气急、喘息或 PEF 下降 20%，胎动减少及 SaO_2 < 90% 时，应立即每 20 分钟吸入 2~4 吸沙丁胺醇，观察 1 小时，如果症状没有改善需立即就诊；④分娩期和哺乳期如有哮喘急性发作并哮喘症状不稳定且胎儿已成熟，可考虑终止妊娠。哮喘的控制是减少母体和胎儿风险的保证。

哺乳期哮喘患者可选用的药物：一般治疗剂量的泼尼松、β_2 受体激动剂、倍氯米松、色甘酸钠、抗胆碱能药物及茶碱均无禁忌，若病情相对平稳可以哺乳。特布他林可以通过母乳分泌，哺乳期哮喘患者服药后 4 小时乳汁药物浓度达到高峰，哺乳后婴儿吸收量约占母体血药浓度的 0.7%，未发现婴儿出现肾上腺能兴奋的症状。世界卫生组织（WHO）将特布他林定为哺乳期可以使用的药物。茶碱也可以从母乳中分泌,尽管只有1%的茶碱可由新生儿吸收,但由于个体差异,新生儿仍有可能发生毒副作用,当乳汁中氨茶碱的含量占到母体血药浓度的10%时,可引起婴儿激惹、失眠,应减量或停用。抗组胺药物在乳汁中达到一定浓度时可引起婴儿嗜睡。

4. 妇女月经期用药指导 月经性哮喘是指妇女哮喘发作与其月经周期有关,目前把月经前哮喘和月经期哮喘统称为月经性哮喘,与重症哮喘或难治性哮喘相关。凡在月经前后出观规律性哮喘而且排除其他原因导致的喘息即可诊断为月经性哮喘。

月经性哮喘治疗处理原则与典型的哮喘类似。月经前易发作的,可在周期性哮喘发作前数天口服预防药物,如酮替芬(1毫克,2次/日)或孟鲁司特(10毫克,1次/日);月经来潮前适时使用黄体酮肌内注射,可预防黄体酮水平的突然下降;酌情使用炔羟雄烯唑,对月经前期紧张者有效。

用 药 案 例 与 解 析

案 例 1

患者,男,12岁。2周前因受凉后反复出现咳嗽、喘息于呼吸科门诊就诊,两肺散在哮鸣音,支气管舒张试验阳性,诊断为哮喘,给予布地奈德福莫特罗粉吸入剂(每次布地奈德160微克/富马酸福莫特罗4.5微克,每日2次,吸入)。回家后其母亲与朋友聊天时被告知,激素有较多副作用,并可能对儿童的生长发育造成严重影响,于是自行停药,改用中药偏方治疗。3天前,患者再次出现胸闷、气急症状,夜间反复憋醒,遂至当地急诊就诊,诊断为哮喘急性发作,给予硫酸特布他林、布地奈德雾化吸入后症状好转。

解析:糖皮质激素是哮喘患者最有效的控制气道炎症的药物,其作为局部给药,全身吸收少,全身不良反应较少,是所有年龄组儿童哮喘长期控制的首选药物。

一项针对儿童哮喘使用吸入性糖皮质激素(ICS)对成年终身高影响的系统评价中显示,儿童哮喘不会或仅轻微降低成年终身高,而使用ICS治疗并不会影响成年终身高,长期研究未显示低剂量ICS治疗对儿童生长发育、骨质代谢、下丘脑-垂体-肾上腺轴有明显的抑制作用。

哮喘的治疗需遵循长期、持续、规律、个体化原则,常用的长期控制药物主要为ICS、白三烯受体拮抗剂(LTRA)及ICS与吸入性长效β_2受体激动剂(LABA)联合治疗等。ICS及其与LABA或LTRA联合治疗在儿童哮喘治疗中的作用均得到询证医学证据的支持。

虽然ICS全身不良反应少,但在其使用时应关注其局部不良反应如声嘶、咽喉不适等,通过吸入药物后进行深漱口可以显著降低不良反应的发生。

案·例·2

患者,女,27岁,过敏性鼻炎史5年,未规律用药。半年前因反复胸闷、咳嗽、气喘加重1周后就诊。两肺散在哮鸣音,嗜酸性粒细胞10.6%,血清IgE 380单位/摩尔,变应原检测花粉+++,支气管舒张阳性,诊断为过敏性哮喘。给予沙美

你用对了吗——哮喘用药

> 特罗替卡松粉吸入剂（每次沙美特罗 50 微克/丙酸氟替卡松 250 微克，每日 2 次，吸入）和孟鲁司特钠片（每次 10 毫克，每晚 1 次），规律用药 1 个月后，症状明显好转，认为疾病已治愈便自行停药，未再随访。2 日前患者去植物园踏青，接触花粉后哮喘再次发作，感觉无法喘息，遂至当地急诊就诊，静脉给予甲泼尼龙抗炎、二羟丙茶碱平喘后气喘症状逐渐改善。
>
> **解析**：哮喘是一种常见且可能非常严重的慢性炎症疾病，它会导致呼吸道的病症，使患者的活动受到限制，哮喘突发时有时需要紧急治疗，并可能有生命危险。这里所指的炎症，是一种"变态反应性炎症"，是由于机体的免疫反应而造成的组织损伤，而不是由感染引发的、需抗生素治疗的炎症。然而哮喘患者也不必过于紧张，哮喘可以得到有效治疗，大多数患者可以对哮喘进行有效控制。

可能触发或加重哮喘症状的因素包括病毒感染、家庭或工作场所变应原（如尘螨、花粉、蟑螂）、烟草吸食、运动和压力，明确变应原的患者，应尽量避免再次接触。当哮喘未得到控制时，这些反应更可能出现。

常规控制哮喘的治疗方法，特别是吸入性糖皮质激素药物，可显著降低哮喘的严重程度和发作频率，以及发作时的风险。哮喘的药物治疗采用阶梯式方法，医师需要根据患者的症状、加重次数、肺功能等综合评估治疗方案，一般在实现良好的哮喘控制并维持 3 个月之后考虑降低治疗等级。患者最好在开始治疗后 1~3 个月进行复查，之后每 3~12 个月进行复查，不可以自行减药、停药，否则可能会导致严重的哮喘急性发作。

案 例 3

患者，男，68岁。哮喘病史25年，糖尿病病史5年。近10年来一直吸入沙美特罗替卡松粉吸入剂（每次沙美特罗50微克/丙酸氟替卡松250微克，每日2次，吸入），哮喘控制尚可。近5年来一直口服二甲双胍（每次0.85克，每日2次），血糖控制尚可。2个月前因感冒后胸闷、气促加重，反复喘息、咳嗽于呼吸科门诊就诊，诊断为哮喘急性发作。给予射流雾化吸入布地奈德雾化混悬剂1毫克、沙丁胺醇溶液5毫克、异丙托溴铵溶液0.5毫克后症状不能缓解，医师在前期用药基础上给予泼尼松片（每次10毫克，每日1次）后症状减轻，嘱其监测血糖，1周后门诊复查调整用药。患者回家后自觉胸闷、咳嗽症状消失，认为可能是泼尼松起效，便自行去药店购买继续服用并未再随访，2天前患者出现口干、意识障碍，急查血糖28.6毫摩尔/升，血酮体（+），考虑糖尿病酮症酸中毒，积极予以补液、降糖、碳酸氢钠纠正酸中毒等治疗后症状改善。

解析：该患者为支气管哮喘急性发作，在给予雾化吸入缓解剂加控制剂后症状仍未缓解。根据支气管哮喘防治指南推荐在初始治疗使用全身糖皮质激素可迅速减轻或抑制炎症过程，减轻气道阻塞和高反应状态，大大缩短哮喘缓解时间。

该患者同时患有糖尿病，在哮喘控制稳定后应及时将全身给药向吸入给药进行转换，减少全身激素对血糖的影响，避免长期

你用对了吗——哮喘用药

口服糖皮质激素治疗。同时，糖皮质激素对血糖的影响是短暂的、可逆的，随着激素用量的降低，其致高血糖作用一般在减量 48 小时后明显削弱或消失，因此在糖皮质激素剂量改变前后应密切关注血糖。该患者因未在治疗期间进行随访，调整治疗方案，自行长期口服激素导致了不良事件的发生。

对于哮喘合并糖尿病的患者，低剂量吸入性糖皮质激素不会明显升高其血糖水平，有利于哮喘症状的控制。

案 例 4

患者，女，31 岁。近 1 个月来经常出现胸闷、气喘。于呼吸科门诊就诊，支气管舒张试验阳性，诊断为哮喘。给予布地奈德粉吸入剂（每次 200 微克，每日 2 次，吸入）和沙丁胺醇气雾剂（每次 200 微克，必要时吸入）。然而患者依从性较差，仅在出现症状时使用以上两种药物。3 日前因公司组织旅游外出，不慎将沙丁胺醇气雾剂遗留家中，患者认为已经携带一种哮喘治疗药物，未引起重视。后在爬山途中哮喘急性发作，吸入布地奈德粉吸入剂后未能缓解气急症状，遂至当地医院急诊就诊，给予硫酸沙丁胺醇雾化吸入，甲泼尼龙静脉滴注后症状好转。

解析：布地奈德粉吸入剂是一种吸入性糖皮质激素，其作为哮喘的控制药物，规律使用可控制并预防哮喘急性发作，但该患者平日使用药物较随意，依从性差，未能有效控制气道炎症水平，并在剧烈运动后诱发了哮喘的发作。由于糖皮质激素无直接舒张支气管的作用，在哮喘发作时单用布地奈德并不能缓解症状。

速效支气管扩张剂如 β_2 受体激动剂沙丁胺醇、M 受体阻断剂异丙托溴铵等可以迅速缓解哮喘急性发作时支气管痉挛的症状。沙丁胺醇作为短效吸入 β_2 受体激动剂，可在 3～5 分钟内发挥支气管扩张作用，是哮喘急性发作时的缓解药物，在哮喘急性发作时可给予 1～2 揿，用于预防变应原或运动引发的症状时，在运动前或接触变应原前 10～15 分钟给药。对于长期治疗的患者，最大剂量为每日给药 4 次，每次 2 揿，若给药后症状仍不能缓解，需立即前往医院就诊。

因此，哮喘患者在外出时应随身携带急救药物，如硫酸沙丁胺醇气雾剂、硫酸特布他林气雾剂等。除可预防运动诱发的哮喘，速效缓解药物仅在出现哮喘症状时才需使用，若每周需要吸入缓解药物 2 次或者更多时，可能存在哮喘急性加重的风险，应及时就医。

案 例 5

患者，男，63 岁。间断气喘发作 10 年。近半年来，患者胸闷气喘症状有所加重。呼吸科门诊诊断为哮喘。给予沙美特罗替卡松吸入剂（每次沙美特罗 50 微克/丙酸氟替卡松 250 微克，每日 2 次，吸入）和沙丁胺醇气雾剂（每次 200 微克，必要时吸入）。治疗 1 个月后，胸闷症状没有改善，气喘发作次数未减少。改用沙美特罗替卡松吸入剂（每次沙美特罗 50 微克/丙酸氟替卡松 500 微克，每日 2 次，吸入）。1 个月后门诊复查，症状仍未好转。临床药师在检查其吸入剂时发现患者使用的准纳器吸嘴处有较多陈旧药粉，嘱其演示吸入方法，原来该患者在吸药前并未呼气，且未将吸嘴完全包

你用对了吗——哮喘用药

住，吸入后也没有屏气，吸入方法不正确，药师对其装置使用中存在的问题进行指导并确认其正确演示。2 周后患者哮喘门诊复诊，气喘症状明显减少，哮喘得到有效控制。

解析： 吸入疗法是哮喘治疗中最为常见且有效的给药方式，同时可最大限度地减少药物的副作用，但临床药物治疗过程中，有 50%～70% 的患者吸入装置的使用方法存在问题。一项在成人哮喘患者中沙美特罗替卡松吸入剂的使用情况调查显示，装置使用错误率为 37.3%。常见的错误有吸入时未深吸气、吸药前未深呼气、吸药后未屏气或屏气不足 10 秒等。相对于使用吸入装置方法错误的患者，完全正确使用的患者，哮喘症状的控制更加稳定，急性发作的次数也明显减少。因此，当持续规律用药后哮喘仍不能有效控制时，应首先怀疑系因吸入装置操作不当所致。

常见的吸入装置包括定量压力气雾剂（MDI）、干粉吸入器（DPI）等。使用吸入剂治疗时，患者应仔细阅读装置使用说明书，在初次使用吸入剂时，医师或药师应详细讲解操作步骤，有条件的应做现场示范。同时，多次指导和强化操作可培养患者良好的操作习惯，对哮喘的长期治疗具有重要意义。只有正确掌握吸入方法，才能最有效地控制哮喘的症状。

案·例·6

患者，女，29 岁。哮喘病史 10 年，长期使用布地奈德粉吸入剂（每次 200 微克，每日 2 次，吸入），哮喘控制尚可。本次因气喘发作 2 日至门诊就诊。听诊：双肺散在哮鸣音。追问

病史：半个月前患者于当地医院产科门诊就诊时发现妊娠，因担心药物可能影响胎儿发育，自行停药。停药1周后患者哮喘急性发作，遂至当地医院急诊室就诊，给予静脉注射用甲泼尼龙抗炎，射流雾化硫酸特布他林注射液扩张支气管解痉平喘治疗2日，呼吸困难症状缓解后，前往呼吸科哮喘门诊就诊。哮喘专科门诊医师建议：哮喘合并妊娠者，长期控制药物不能自行停用。给予布地奈德粉吸入剂（每次200微克，每日2次，吸入）和沙丁胺醇气雾剂（每次200微克，必要时吸入）。

解析：妊娠状态本身也是哮喘发作的一项高危因素，据统计，4%～8%孕妇患有哮喘，其中约1/3在妊娠期有急性发作。哮喘发作时可能造成胎儿宫内缺氧，导致发育迟缓，早产儿、低体重儿、高胆红素血症、新生儿畸形等发生率增加，甚至导致胎儿死亡。

常用的治疗哮喘的药物中，吸入性糖皮质激素布地奈德、支气管扩张剂特布他林及白三烯受体拮抗剂孟鲁司特、扎鲁司特，根据FDA妊娠分类均属于B类药物，对胎儿的影响相对较小。其中吸入性糖皮质激素布地奈德属于控制药物，可减少哮喘发作的频次，大量的前瞻性流行病学研究结果及世界范围的上市后使用，未发现妊娠期间使用吸入性布地奈德会对胚胎及新生儿产生不良作用。虽然目前很多临床医师把布地奈德作为妊娠期哮喘患者必须使用的糖皮质激素的首选药物，但目前尚无充分试验数据表明，其他类吸入激素就是不安全的，因此，若哮喘患者在妊娠前使用的吸入激素不

你用对了吗——哮喘用药

是布地奈德，且控制良好，则不必在妊娠期特意更换为布地奈德，可维持原有治疗。

案例 7

患者，男，57岁。幼年曾诊断为支气管哮喘，成年后未再发作，有过敏性鼻炎史。2天前因受凉后出现发热、头痛、流涕、全身乏力症状，自服阿司匹林片0.3克，30分钟后出现胸闷、气喘、呼吸困难症状，遂入当地急诊就诊。查体：呼吸28次/分，心率120次/分，血压115/70毫米汞柱。端坐位，大汗，呼吸急促，双肺广泛哮鸣音。诊断为阿司匹林致重症支气管哮喘。给予鼻高流量吸氧，静脉注射甲泼尼龙，雾化吸入复方异丙托溴铵及布地奈德，15分钟后气促症状逐渐好转。

解析：根据美国心肺血液病研究院及世界卫生组织工作报告，全球范围内阿司匹林哮喘（AIA）占哮喘患者总数的4%～28%，我国尚无系统流行病学资料。对于AIA患者，除阿司匹林外，其他非甾体抗炎药也可能诱发哮喘发作。

AIA患者中以女性稍多，发病年龄多在20～50岁，一般无儿童哮喘史、哮喘家族史与特应性哮喘患者接近。典型的临床表现：在服用解热镇痛药5分钟至2小时或稍长时间后，即会引起剧烈的哮喘发作，绝大多数患者的潜伏期为30分钟左右。哮喘发作一般很重，常有发绀、结膜充血、大汗淋漓、端坐呼吸、烦躁不安。药物作用相持续的时间长短不一，短者只有2～3小时，长者达1～2天，正确及时的治疗可大大缩短药物作用时间。

临床中对于疑似病例可做Sylprine吸入激发试验检查，出现阳性结果后再进行 Tolumetin 激发试验进一步验证。对 AIA 患者，应避免使用非甾体抗炎药，如因病情需要使用时，请在医师指导下，选用对前列腺素合成无抑制作用的制剂，或先行脱敏治疗。

案 例 · 8

患者，女，7 岁。2 个月前因出现夜间及清晨反复刺激性干咳，无喘息和气促，于当地医院就诊。查体：双肺未闻及哮鸣音。呼气峰流速日间变异率＞20%。诊断为咳嗽变异性哮喘（CVA）。给予孟鲁司特钠咀嚼片（5 毫克，每晚 1 次，口服）。治疗 1 周后，患者咳嗽症状较前明显好转。2 周前患者母亲前往附近药店购买该药时，因药品临时缺货，便自行改为孟鲁司特钠片（10 毫克/片）掰开分次服用。3 天前，患者晨间再次出现持续性干咳，于呼吸科就诊，给予布地奈德雾化吸入后好转。

解析：临床药师通过仔细询问得知，该患者母亲因孟鲁司特钠咀嚼片（5 毫克/片）缺货后未前往医院进行配置，而自行在药店购买孟鲁司特钠片（10 毫克/片）。认为该药片掰开后分两次服用剂量较前相同，可以起到同等治疗效果，于是每次掰开药片后将剩余半片置于透明塑料盒中待下次服用。

然而，孟鲁司特钠对光、热不稳定，随着时间延长药物的稳定性逐渐下降。孟鲁司特钠颗粒剂说明书中指出仅在服用时才能打开药品包装袋，并在打开包装袋后 15 分钟内立即服用全部的剂量。其可直接服用，亦可与一勺室温或冷的软性食物（如苹果酱）混合服用，或溶解于一茶匙室温或冷的婴儿配方奶粉或母乳服用。但与食物、婴儿配方奶粉或母乳混合后的药物不能再储存至下次继续服用。该患者母亲在将剩余药片长时间储存在透明塑料盒中，在光照条件下孟鲁司特钠的稳定性下降，药效受到影响，继而导致了患者症状的加重。

针对孟鲁司特钠剂型及规格的选择，建议6～14岁的儿童选用孟鲁司特钠咀嚼片（5毫克/片），2～5岁的选用孟鲁司特钠咀嚼片（4毫克/片）或孟鲁司特钠颗粒（4毫克/袋），1～2岁的选用孟鲁司特钠颗粒（4毫克/袋）。

温馨提示

（1）不能随意停药用药。据了解，临床中很多哮喘患者不遵医嘱，根据病症随意停药用药，使得哮喘反复发作，甚至听信所谓的特效药，导致病情越来越重乃至威胁生命。

（2）哮喘的本质是气道炎症，糖皮质激素是治疗气道炎症最有效的药物。口服、静脉注射等全身用药虽然当时可取得效果，但是长期应用会对身体产生许多副作用。正确的哮喘治疗应首选吸入性糖皮质激素，一些吸入制剂装置操作较复杂，正确用药能够保证每次给药剂量准确，这对于支气管哮喘患者非常重要。为此，患者在用药时，每次使用气雾剂前要求患者充分摇匀瓶身，将气雾剂出口紧贴放入口腔。同时，深吸气时开始按压喷雾，可以让气雾中的药物微粒随深吸气进入气道及肺部。吸入药物后长时间屏气可增加药物微粒在肺内的沉积，以充分发挥药效。由于人体呼吸道有先天性保护性条件反射，当大量气雾剂进入时，声带会快速关闭，阻止气雾进入。因此，患者应反复多次练习定量气雾剂使用，可以有意识地抵抗这种条件反射，使气雾快速顺利进入支气管，发挥药效。

（3）某些药物，如阿司匹林、布洛芬等可诱发哮喘发作，患者不要自己随便用药，尤其是感冒药，含有阿司匹林类药物，一定要在医师或药师的指导下用药。如果有药物诱发哮喘的病史，应记住药物的名字并告诉医师、家人和同事，以便必要时得到帮助。

沈爱宗　方玉婷　宁丽娟　吴颖其　苏　丹　陈泳伍

第三部分 用药常见问题解析

Q1 哮喘急性期,用药注意事项有哪些?

答: 哮喘患者,应随身携带急救药物(通常为短效吸入 β_2 受体激动剂),并熟练掌握使用方法,定期更换,防止失效。哮喘急性发作时,患者应保持坐位,松开衣扣,保持周围环境通风良好,重复吸入短效 β_2 受体激动剂(在第 1 小时内每 20 分钟吸入 2~4 喷,之后根据患者反应,逐渐调整为每 3~4 小时吸入 2~4 喷)。应当注意的是此类药物只能在哮喘急性发作时作急救使用,不可长期规律使用,防止呼吸道对此类药物产生"耐药"现象,关键时刻不能发挥其作用。吸入药物后症状未缓解的中、重度哮喘患者,应尽早到医院接受正规的治疗。

Q2 哮喘药物治疗需要多久?

答: 整个哮喘治疗过程中需要对患者连续进行评估、调整并观察治疗反应。哮喘治疗方案的调整策略主要是根据症状控制水平和风险因素水平(主要包括肺功能受损的程度和哮喘急性发作史)等,按照哮喘阶梯式治疗方案进行升级或者降级调整,以获得良好的症状控制并减少急性发作的风险。各治疗级别方案中都应该按需使用缓解药物以迅速缓解症状，规律使用控制药物以维持症状的控制。哮喘药物治疗后，多数患者的症状在数天内可以得到缓解，但完全控制往往需要3~4个月，哮喘控制维持3个月以上可考虑降级治疗以找到维持哮喘控制的最低有效治疗级别，而重症和长期没有得到有效治疗者通常需要更长时间。

Q3 哮喘药物治疗后控制不好的原因有哪些？

答： 哮喘药物治疗一段时间后，如效果不甚理想，应考虑以下因素：①是否持续接触哮喘触发因素（如变应原、环境中的化学物质等）。②患者依从性差（如不能客观、正确地评估和监测自己的病情，不执行治疗方案的剂量、疗程用药，不能正确使用药物吸入装置等）。③是否合并导致哮喘难治的合并症（如鼻窦炎、胃食管反流、阻塞性睡眠呼吸暂停综合征等）。④是否吸烟或被动吸烟（吸烟不仅是哮喘的触发因素，也是难治性哮喘的重要原因。吸烟和被动吸烟的哮喘患者比不吸烟的哮喘患者症状更严重，发作次数更多，肺功能减退更快。吸烟使哮喘患者对吸入或口服激素反应降低，导致患者对治疗产生抵抗）。⑤药源性因素（患者对某种药物产生不耐受或变态反应，包括阿司匹林、青霉素及亚硫酸盐等；因药物药理机制而引起的哮喘反应，包括β受体阻滞剂、非甾体抗炎药、血管紧张素转化酶抑制剂等）。⑥是否患有其他具有哮喘样症状的疾病（如变应性肉芽肿性血管炎等）。⑦情绪和心理因素（情绪因素可以引起哮喘发作，而哮喘本身亦会引起消极情绪反应，不良的心理因素是导致哮喘发病及影响疗效的重要因素）等。

Q4 吸入用平喘药的常见不良反应有哪些?

答: 吸入性糖皮质激素(ICS)在口咽部局部的不良反应包括声音嘶哑、咽部不适和念珠菌感染,长期大剂量吸入激素可能出现全身不良反应,如骨质疏松、肾上腺皮质轴抑制等;可供吸入的短效吸入 β_2 受体激动剂应按需使用,不宜长期、单一、过量应用,常见不良反应包括骨骼肌震颤、低血钾、心律失常等;吸入性抗胆碱药物,如短效抗胆碱药物(SAMA)异丙托溴铵和长效抗胆碱药物(LAMA)噻托溴铵,常见不良反应包括口干、便秘、肠梗阻、尿潴留等的妊娠早期妇女及患有青光眼、前列腺肥大的患者应慎用。

Q5 定量压力气雾剂使用中的常见错误有哪些?

答: 定量压力气雾剂在使用过程中的常见错误:①没有打开盖口;②使用前没有充分摇匀药物;③喷药和吸药没有同步进行;④吸药速度过快,没有做有力且深长的吸气(增加药物在口咽部的沉积量);⑤吸药后无屏气(吸药后没有屏住呼吸数秒,致使药物尚未到达肺的深部,即随呼吸被呼出体外);⑥吸完药物后,患者未及时清理残留在口咽部的药物,宜用温开水漱口等。

Q6 布地奈德福莫特罗粉吸入剂(都保)使用中的常见错误有哪些?

答: 布地奈德福莫特罗粉吸入剂(都保)使用中的常见错误:①使用前没有垂直旋转装置;②吸药时没有水平位吸药;

你用对了吗——哮喘用药

③吸药速度过快，吸药后无屏气（经嘴吸药时一定要有力且深长的吸气，屏住呼吸5秒，确保药物到达肺的深部）；④缓慢呼气，不要对着吸嘴呼气；⑤吸完药物后，患者未及时清理残留在口咽部的药物，宜用温开水漱口；⑥由于药粉剂量很小，每次吸入时可能感觉不到，有时导致重复吸药；⑦定期（每周）用干纸巾擦拭吸嘴，不要用水或其他液体擦拭等。

Q7 准纳器使用中的常见错误有哪些？

答： 准纳器使用中的常见错误：①吸药前未"上药"，导致空吸；②吸嘴放置过浅，唇舌或牙齿挡住吸嘴；③吸药时没有水平位吸药；④吸气不均匀或吸气时间过短，应将吸嘴放入口中，由准纳器深深地平稳地吸入药物，切勿从鼻吸入；⑤吸药后未屏气，应屏气约10秒；⑥不要将气呼入准纳器中等。

Q8 射流雾化器使用中的常见错误有哪些？

答： 射流雾化器使用中的常见错误：①雾化吸入治疗的时间不适宜，宜在餐前1小时或餐后2小时进行，防止雾化过程中气雾刺激导致呕吐；②雾化吸入治疗前，未清理口鼻腔分泌物，应做到及时清理，保持呼吸道通畅；③雾化吸入治疗时呼吸方式不恰当，应做深而慢的呼吸，尽量用口吸气，用鼻呼气，吸气末稍停片刻，确保雾滴吸入更深；④雾化吸入治疗时间不适宜，雾化吸入时间不是越长越好，通常需要10～15分钟，不要中途停止，以免影响治疗效果；⑤雾化吸入治疗后，患者未及时清理残留在口咽部的药物，宜用温开水漱口等。

Q9 为什么使用吸入药物后出现咽干、声音嘶哑？

答： 使用吸入药物后常出现咽喉不适、干痒、声音嘶哑等不良反应，主要是由于患者未做好用药后的口腔护理工作。使用吸入药物后，患者应及时清理残留在口咽部的药物，宜用温开水漱口，注意切勿将漱口水咽下。

Q10 如何知道是否正确吸入干粉吸入器内药物？

答： 由于干粉吸入器内的药物微粒较小，以至于可能感受不到是否正确吸到药物。此时可以在吸嘴处放置一块黑色的薄布，待正常吸药后，看黑布上是否留存有药粉，如果有，证明已正确吸入干粉吸入器内的药物。切勿重复吸药。

Q11 如何保存吸入用平喘药物？

答： 一般情况下，吸入用平喘药物不管是粉末或是液体，药物性质都比较稳定，只需避光，密闭，在阴凉处（8～30℃温度下）保存，注意不可冷藏即可。有阀门的必须使阀门朝下，儿童必须在成人的指导或协助下使用。

Q12 都保刻度显示用完后摇晃仍有声音，是否还可以继续使用？

答： 不可以。我们一般可以看剂量指示窗上显示的内容，剂量指示窗可以正确地告诉患者吸入器中剩余多少剂量。当红色记号"0"刚在指示窗出现时，吸入器将不再给出正确的药量,该吸入器应被丢弃。此时摇动吸入器所听到的声音不是药物产生的,而是干燥剂产生的。所以只要都保刻度显示为"0",无论摇晃后有无声音,都应该认为该瓶药物已经使用完毕,应当按照正确的方法进行处置。

Q13 儿童使用激素类平喘药物安全吗?

答: 目前,最让患儿家长担心的是长期使用糖皮质激素可能会导致患儿生长发育迟缓和肥胖。长期大量全身应用糖皮质激素,可以肯定患儿会出现激素不良反应(生长发育迟缓、肥胖和抵抗力下降等),但这种认识被放大到所有激素的使用方法之上,会严重地影响糖皮质激素吸入治疗在儿童哮喘治疗中的使用。大量研究表明长期吸入中小剂量吸入性糖皮质激素不影响患儿的下丘脑-垂体-肾上腺轴及身高、骨骼的生长,也不影响患儿的体重增长速度,因为吸入性糖皮质激素大部分进入胃肠道,在肝脏首过效应中被迅速灭活,全身不良反应极低,是目前治疗儿童哮喘首要的方法。所以儿童使用激素类平喘药物是安全有效的。

Q14 怀孕了,还应该使用哮喘药物吗?

答: 当然要使用哮喘药物。要使妊娠期哮喘妇女了解到,未控制的妊娠期哮喘能导致围产期并发症和急性发作,而这对于母亲和胎儿可能是危及生命的。许多前瞻性研究和回顾性研究的结果已经证明:妊娠期重度哮喘及控制不佳的哮喘与高早产率、子痫、妊娠期糖尿病、胎盘早期剥离、子宫内胎儿生长发育迟缓、剖宫产、围产期死亡和低出生体重等严重并发症相关。这一特殊时期既要控制哮喘,使孕妇顺利度过孕产期,又要避免药物对胎儿的危害。所以妊娠期哮喘治疗的目的是提供最佳治疗以控制哮喘,通过预防母亲缺氧维持胎儿合适的氧合,从而维护妊娠妇女健康和生活质量,保证胎儿正常发育。

Q15 使用治疗哮喘的药物会成瘾吗?

答: 由于哮喘是常见的呼吸道慢性病,需要长期使用药物达到预防发作、解除症状的目的,因此,几乎大部分患者都需要每日使用药物,所以这个问题往往是大多数患者所关心的。所谓的成瘾性是药物与机体相互作用所造成的一种精神状态,有时也包括身体状态。它表现出一种强迫性连续定期用该药的行为和其他反应,为的是要去感受它的精神效应,或是为了避免由于断药所引起的不舒适。那么,哮喘药物到底会不会产生成瘾性呢?我们应该认识到很重要的一点就是哮喘是慢性疾病,患者存在的慢性气道炎症会造成呼吸道症状,药物的停用会引起炎症的加剧导致呼吸道症状,因此治疗是一个长期的过程。就如同高血压,高血压药物的突然停用,会造成血压的增高,从而导致脑卒中等严重的情况出现。所以,哮喘患者不应该盲目地担忧药物的"成瘾性",而应该分清楚药物的作用和种类,要知道药物的使用重在预防急性加重,是疾病需求所致,不要过分担心"成瘾性",并且长期规律使用控制药物可以使哮喘患者更早、更快地达到控制,患者所需要的哮喘药物就会逐渐减少、减量或停药。

Q16 长期吸入激素安全吗?

答： 首先我们要对吸入激素有所了解。第一，吸入激素的局部抗炎作用强，患者通过吸气过程给药，药物直接作用于呼吸道，所需剂量较小。第二，药物通过消化道和呼吸道进入血液后药物的大部分被肝脏灭活，因此全身性不良反应较少，对患者骨代谢和骨密度不会产生影响，不会引起血糖升高、免疫力降低、白内障产生等。第三，小剂量至中等剂量吸入激素发生不良反应还是有可能存在的，主要在咽喉部，包括声嘶、咽痛、口咽念珠菌病，但这些不良反应是暂时的，并可以通过漱口、短期应用抗真菌药等获得完全康复，所以长期吸入激素是安全有效的。

Q17 患了哮喘就必须用药治疗吗?

答： 首先我们要了解哮喘是一种慢性气道炎症性疾病，这种炎症和我们平常所说的上呼吸道感染，如病毒、细菌感染不一样，这种炎症会导致气道的反应性增高，然后也会释放一种叫组胺的物质，这种组胺会诱发气道痉挛、呼吸道变窄，患者就会出现反复发作性的喘息、咳嗽、胸闷。发作性指的是患者在某些因素的诱发下突然出现的喘憋，但这种喘憋可以自行缓解或者通过药物缓解，这种症状一般多发生在夜间和凌晨。一般来说，患者如果是轻度哮喘，那么在发作的时候仅有一些气短、胸闷；如果是持续性的、重度的哮喘，尤其是危重型的哮喘，那么气道会发生严重的痉挛，导致气体无法进行交换，而危重型哮喘可引发猝死。另外，如果为长期的慢性持续的哮喘，就会导致缺氧，导致全身的氧供不足，除了对心脏有危害外，对肾脏等全身各个脏器都会产生一些危害，所以持续的哮喘可能就会引发慢性肺源性心脏病、肝淤血、心源性肝衰竭，还可能一些肾脏的损伤。所以对于这种持续性的哮喘、严重的哮喘，患者就需要积极地进行药物治疗，预防哮喘的急性加重。

Q18 如果哮喘控制好了，能减药或停药吗？

答： 症状已经控制很好了，那什么时候应该停药呢？首先患者不能自认为症状好转就是哮喘得到了控制而随意减药或者停药。在医学上哮喘控制是一个标准，需要满足各种指标和条件。患者需在医院经过专家检查、评估各项指标都达标后，才可以认定已经达到哮喘控制，就可以在医师的指导下修订后续的治疗方案。2016年版《支气管哮喘治疗指南》中推荐当达到哮喘控制并维持至少3个月后治疗方案可考虑降级。若患者使用最低剂量控制药物达到哮喘控制1年，并且哮喘症状不再发作，才可考虑停用药物。

Q19 如果忘记了使用平喘药物，该怎么办？

答： 哮喘的治疗目标是达到并维持哮喘临床控制，而且大多数患者可以通过药物治疗实现这一目标。哮喘的治疗是一个漫长的过程，只有在有效的治疗方案指导下"持之以恒"，积极配合治疗，才可能做到哮喘的控制，获取良好的生活质量。所以如果忘记了使用平喘药物，不用害怕，首先是要及时补服，满足正常一天所需的药物治疗量；其次要做好提醒工作，防止再次漏服；最后切记服药不可断断续续，要按照医师制订的治疗方案坚持不懈。

Q20 为什么口服激素类药物要联用其他类治疗药物（如钙剂、胃黏膜保护剂等）？

答： 长期大剂量口服激素类药物会引起很多不良反应。①骨质疏松：特别是脊椎骨，可引起腰背痛等。故大剂量应用时宜合用钙剂以预防骨质疏松。②消化道系统并发症：激素可刺激胃酸、胃蛋白酶的分泌并抑制胃黏液分泌，可诱发或加剧胃、十二指肠溃疡，甚至造成消化道出血或穿孔。故长期大剂量应用时宜联用胃黏膜保护剂（如氢氧化铝凝胶）护胃。

Q21 口服激素类药物会有哪些常见不良反应？

答： （1）医源性库欣综合征，如向心性肥胖、满月脸、皮肤紫纹瘀斑、类固醇性糖尿病（或已有糖尿病加重）、骨质疏松、自发性骨折甚或骨坏死（如股骨头无菌性坏死）、女性多毛/月经紊乱或闭经不孕、男性阳萎、出血倾向等。

（2）诱发或加重细菌、病毒和真菌等各种感染。

（3）诱发或加剧胃、十二指肠溃疡，甚至造成消化道大出血或穿孔。

（4）高血压、充血性心力衰竭和动脉粥样硬化、血栓形成。

（5）高脂血症，尤其是高甘油三酯血症。

（6）肌无力、肌肉萎缩、伤口愈合迟缓。

（7）激素性青光眼、激素性白内障。

（8）精神症状如焦虑、兴奋、欣快或抑郁、失眠、性格改变，严重时可诱发精神失常、癫痫发作。

（9）儿童长期应用影响生长发育。

Q22 口服激素类药物出现了不良反应可以立即停药吗？

答： 激素类药物一旦应用时间比较长，不能立即停药。如果要停药，必须先缓慢减量，维持量治疗一段时间然后才能停，否则容易引起疾病的反弹，症状如下：

（1）停药反应：长期中或大剂量使用糖皮质激素时，减量过快或突然停用可出现肾上腺皮质功能减退样症状，轻者表现为精神萎靡、乏力、食欲减退、关节和肌肉疼痛，重者可出现发热、恶心、呕吐、低血压等，危重者甚至出现肾上腺皮质危象，需及时抢救。

（2）反跳现象：在长期使用糖皮质激素时，减量过快或突然停用可使原发病复发或加重，应恢复糖皮质激素治疗并常需加大剂量，稳定后再慢慢减量。

Q23 妊娠期和哺乳期哮喘患者使用哪一类平喘药物比较安全？

答： 临床研究已证明妊娠期重度及控制不佳的支气管哮喘（简称哮喘）与母亲及胎儿严重并发症相关。对于妊娠期哮喘患者，接受药物治疗比存在哮喘症状和哮喘发作更安全。患有哮喘的孕妇应该接受最优治疗并进行严密监护。

哮喘治疗药物分为控制药物和缓解药物。吸入性糖皮质激素（ICS）为妊娠期哮喘控制的一线药物，使用中低剂量安全，该类药物首选布地奈德（B类）。妊娠期哮喘缓解的一线药物是短效吸入 β_2 受体激动剂，首选药物为沙丁胺醇（C类）。全身糖皮质激素可增高妊娠期高血压及先兆子痫发生率，妊娠早期应用还会增加胎儿唇裂和腭裂发生率。白三烯受体调节剂、色甘酸钠和奈多罗米钠对母婴相对安全，但均不作为首选药物。

长效吸入 β_2 受体激动剂福莫特罗和沙美特罗对于正在应用 ICS 的妊娠哮喘患者可作为首选的添加药物。对于那些应用中剂量 ICS 控制不佳的哮喘孕妇和那些妊娠前对沙美特罗反应良好的中、重度哮喘孕妇，推荐应用沙美特罗，因为沙美特罗的有效性和耐受性均远好于茶碱类。单独应用长效吸入 β_2 受体激动对胎儿的生长发育无明显影响，但对母体的安全性仍有待于进一步确认。

妊娠期轻度持续哮喘患者可选用低剂量茶碱，但治疗期间必须监测血药浓度，亦不作为首选。当吸入性 β_2 受体激动剂及糖皮质激素吸入剂不足以控制哮喘时，可选用茶碱。应对稳态血药浓度进行监测，使其维持在 8～12 微克/毫升，应避免使用高剂量茶碱。

美国哮喘教育和预防项目（NAEPP）认为应用泼尼松、茶碱类、抗组胺药、ICS、β_2 受体激动剂和色苷酸钠等药物并非是母乳喂养的禁忌证。特布他林可随乳汁分泌，但在治疗剂量时不会对乳儿产生不良影响。WHO 将特布他林定为哺乳期可以使用的药物。茶碱能分泌入乳汁，随乳汁排出，哺乳期妇女慎用。沙美特罗替卡松粉吸入剂（舒利迭）在吸入治疗剂量后，沙美特罗与丙酸氟替卡松的血浆浓度都很低，因此在人乳中的浓度很可能相应地也低。

Q24 什么是长效、中效和短效糖皮质激素？

答： 糖皮质激素的分类主要是根据它们在体内作用时间的长短来划分：短效为8~12小时，中效为12~36小时，长效为36~54小时。短效药物如氢化可的松和可的松。可的松口服，治疗肾上腺皮质功能减退。中效药物如泼尼松、泼尼松龙、甲泼尼龙。临床主要用于风湿性疾病和自身免疫性炎症性疾病治疗，它的抗炎作用和副作用介于短效和长效之间，是三类中唯一可以长期应用的激素。泼尼松可长期服用，但因其需经肝脏活化后才能发挥作用，所以肝功能不全患者不宜使用，泼尼松龙可用于肝功能不全的患者。长效药物如地塞米松、倍他米松，抗炎作用强（约为氢化可的松的25倍），对水盐代谢影响更弱，作用时间更长，一般用于短期治疗或应用其他糖皮质激素制剂效果不佳或无效的患者。

Q25 为什么服用酮替芬后经常感觉困倦？

答： 酮替芬用于治疗过敏性鼻炎、过敏性支气管哮喘。因它有与抗组胺药物相类似的中枢抑制作用，服后可出现困倦感、乏力感等，但在程度上比大多数传统的抗组胺药轻。一般出现于用药初期，持续用药一段时间后，中枢抑制反应会逐步减轻。用药期间应避免驾驶、高空作业或操作精密仪器等需要精神高度集中的工作。

Q26 为什么患有青光眼、前列腺肥大者不宜使用抗胆碱能药物？

答： 抗胆碱能药能松弛多种平滑肌、抑制腺体分泌、加速心率、扩大瞳孔等，临床上主要用作散瞳药、解痉止痛药等。对于青光眼患者，抗胆碱能药物会导致患者瞳孔扩大，房水流出受阻，进而导致眼压升高，成为青光眼急性发作或加重的诱因。而对于前列腺肥大患者，由于该类药可引起膀胱逼尿肌松弛，导致患者排尿困难，所以不宜使用。

Q27 为什么使用茶碱类药物需监测血药浓度？

答： 茶碱是一种常用的支气管扩张剂，它的血药浓度安全范围比较窄，茶碱的不良反应与血药浓度高度相关。高剂量茶碱的不良反应发生率较高，故血药浓度监测显得尤为重要。其支气管舒张效应及毒副作用与其血浓度密切相关。茶碱的治疗窗为 5～20 微克/毫升，当茶碱血药浓度在 10～20 微克/毫升时通常疗效最好，老年人推荐的血药浓度为 5～15 微克/升，可达到理想的支气管舒张效应而副作用较少。

超过 20 微克/升发生的毒副作用增多。早期症状有胃不适、恶心、呕吐、失眠等，出现早期症状后如患者尚能耐受，可维持原剂量继续治疗，如患者不能忍受或症状加重则需减少茶碱用量。当茶碱浓度＞35 微克/升时可发生心动过速、心律失常、精神失常、惊厥、昏迷等症状，甚至呼吸、心跳停止，所以需要监测血药浓度来减少茶碱中毒的可能性。

Q28 为什么快速心律失常患者不宜使用 $β_2$ 受体激动剂？

答： 快速心律失常患者是指心率＞100 次/分的心律失常。$β_2$ 受体激动剂作为最主要的支气管扩张药，在支气管哮喘、慢性阻塞性肺疾病等慢性气道疾病的治疗中得到了广泛的应用。虽然 $β_2$ 受体激动剂是选择性 β 受体激动剂，但其选择性也是相对的,特别是剂量加大时,伴有轻度β受体激动剂作用,表现为心脏兴奋等,可能会导致心悸或快速心律失常。吸入类药物较少发生这种不良反应,口服或静脉给药,特别在用量大或静脉滴注速度快时容易出现,与氨茶碱等合用时更易发生;另外,大剂量使用$β_2$受体激动剂可以使血中的钾离子浓度降低,而钾离子在心脏的电活动中非常重要,血中钾离子浓度降低会引起或加重心律失常。

Q29 高血压患者在用抗哮喘药物时要注意什么?

答: 抗哮喘药物常用的有糖皮质激素、茶碱类等药物。糖皮质激素会引起水钠潴留、血压升高、电解质紊乱等不良反应。茶碱类药物对血压也有一定的影响。而某些降压药物如利尿剂也会引起电解质紊乱。

因此,高血压患者在使用抗哮喘药物时应密切监测:①血压水平,根据血压水平适当调整降压药物的剂量。②电解质水平,如出现低血钾,需要给予补钾治疗。

Q30 为什么$β_2$受体激动剂不能与普萘洛尔联用?

答: 药物之所以能够发挥作用,是因为它与机体效应器的某一部位相结合,这一部位被称为"受体"。药物与受体结合后,表现为功能的兴奋或抑制。具有与受体结合的亲和力,又具有内在活性的药物,可以与相应的受体结合,并激动受体,继而产生一定的生物效应,这类药物称为受体激动剂。只具有与受体结合的亲和力,但不具有内在活性的药物,可以与相应的受体结合，但不能激动受体，甚至可以阻滞激动剂与之结合而发生效应，这类药物称为受体阻滞剂。普萘洛尔是 $β_1$、$β_2$ 受体阻滞剂，与 $β_2$ 受体激动剂联用，会使 $β_2$ 受体激动剂失去药理效应，无法发挥疗效。

Q31 什么是短效和长效 $β_2$ 受体激动剂？

答： $β_2$ 受体激动剂根据药物维持时间的长短分为短效和长效。短效 $β_2$ 受体激动剂维持时间为 4～6 小时，长效 $β_2$ 受体激动剂维持时间为 10～12 小时。

短效 $β_2$ 受体激动剂（SABA）：常用药物有沙丁胺醇和特布他林等，且又都可分为吸入给药和口服给药。①吸入给药能够迅速缓解支气管痉挛，通常在数分钟内起效。疗效可维持数小时，是缓解轻至中度哮喘急性症状的首选药物，也可用于预防运动性哮喘。这类药物应按需使用，不宜长期、单一、过量应用。不良反应：骨骼肌震颤、低血钾、心律失常等。②口服给药：如沙丁胺醇、特布他林、丙卡特罗等，通常在服药后 15～30 分钟起效，疗效维持 4～6 小时。使用虽较方便，但心悸、骨骼肌震颤等不良反应比吸入给药时明显。③注射给药：虽然平喘作用较为迅速，但因全身不良反应的发生率较高，不推荐使用。

长效 $β_2$ 受体激动剂（LABA）：舒张支气管平滑肌的作用可维持 12 小时以上。目前在我国临床使用的吸入型 LABA 有沙美特罗、福莫特罗等，可通过气雾剂、干粉剂或碟剂装置给药。福莫特罗起效快，也可作为缓解药物按需使用。长期单独使用 LABA 有增加哮喘死亡的风险，不推荐长期单独使用。

Q32 哮喘患者为何要使用 ICS/LABA 复合制剂？

答： ICS/LABA 分别是吸入性糖皮质激素和长效 β_2 受体激动剂的缩写，ICS 和 LABA 具有协同的抗炎和平喘作用，可获得相当于或优于加倍剂量 ICS 的疗效，并可增加患者的依从性、减少大剂量 ICS 的不良反应，尤其适用于中至重度持续哮喘患者的长期治疗。

Q33 使用茶碱类药物的患者为何不宜使用环丙沙星等喹诺酮类抗菌药物？

答： 药物在体内的代谢一般是经酶的催化，使药物由有活性转化为无活性的代谢物（或低活性物）。体内酶活性的变化必然会对药物代谢产物发生影响，而使其疗效相应改变。环丙沙星是药物代谢酶抑制剂，具有抑制药物代谢酶活性的作用，可使茶碱的代谢受阻，消除减慢，血药浓度高于正常，药效增强，从而增加茶碱相关不良反应的发生率，同时也有引起中毒的危险。

因此，茶碱不宜与环丙沙星等喹诺酮类抗菌药物同时使用。如需同时应用，应密切监测茶碱水平对药物剂量进行适当调整。

Q34 哮喘急性期发作在家里应如何用药？

答： 轻度和部分中度急性发作的哮喘患者可以在家中进行自我处理。SABA 是缓解哮喘症状最有效的药物，患者可以根据病情轻重每次使用 2～4 喷，直到症状缓解。但同时应该增加控制药物的剂量，增加的 ICS 剂量至少是基础剂量的 2 倍，最高剂量可达 200 微克/克二丙酸倍氯米松或等效剂量的其他 ICS 治疗。如果控制药物是使用布地奈德福莫特罗联合制剂，则可以直接增加吸入布地奈德福莫特罗 1～2 吸，每天不超过 8 吸。若初始治疗 1～2 天自我评估治疗反应不佳，应及时到医院就诊，在医师指导下调整治疗。

Q35 哪些药物容易引起哮喘过敏发作？

答： 应用某些药物而引起的哮喘发作，称为药物诱发哮喘（DIA）。常见的药物包括非甾体抗炎药物，其他药物还有降压药、抗胆碱药、抗生素和某些生物制剂。其中阿司匹林类药物诱发的哮喘最为常见，也最为典型。药物性哮喘的共同特征是哮喘发病前有明确的用药史，哮喘的发作或加剧与用药有明确的时间关系，停药后经过积极治疗，哮喘症状可有不同程度的缓解，再次使用该类药物后又可再次诱发哮喘。

Q36 哮喘发作需要常规使用抗菌药物吗？

答： 大多数轻中度哮喘发作不必常规应用抗菌药物。但重度哮喘发作时由于下述原因容易并发呼吸道和肺部感染而需给予抗菌药物治疗：①支气管痉挛和气道内分泌物；②激素的应用抑制机体抵抗力；③氨茶碱会降低中性粒细胞的趋化力，使其吞噬能力降低。应严格掌握抗菌药物使用指征，对确实需要应用抗菌药物的哮喘发作患者，遵循：①静脉给药为主；②采取痰液等标本做细菌培养和药敏后，先结合当地细菌耐药情况，经验性应用抗菌药物，之后根据药效和药敏结果调整抗菌药物；③注意药物对肝肾功能的影响及可能发生的变态反应。

Q37 儿童急性哮喘发作应如何用药？

答： 儿童哮喘急性发作的治疗目标：尽快解除气道阻塞、低氧血症，同时预防远期复发。哮喘发作的治疗和管理是个连续的过程，包括早期自我管理和医疗机构的处理。儿童在出现哮喘发作先兆症状时，选用雾化吸入布地奈德1毫克/次，2次/天，连用7天，可减少急性发作和急诊次数。儿童哮喘急性发作时，吸入SABA是治疗儿童哮喘急性发作的一线药物。急性发作时支气管舒张剂联合雾化ICS疗效优于单用支气管舒张剂，可有效减少住院率及全身激素使用。儿童哮喘重度发作时，早期应用全身激素可减轻疾病发作程度，推荐口服或静脉给药。抗胆碱能药物是儿童哮喘急性发作联合治疗的组成部分，尤其是β_2受体激动剂反应不佳的中重度哮喘患儿，应尽早联合使用。

Q38 何为"阿司匹林哮喘"？

答： 哮喘患者在服用阿司匹林数分钟或数小时后可诱发哮喘急性发作，这是对以阿司匹林为代表的非甾体抗炎药不耐受的现象，称为"阿司匹林哮喘"（aspirin induced asthma，AIA）。AIA的典型临床表现：在服用阿司匹林等非甾体抗炎药10～120分钟后出现严重的哮喘发作，常伴有发绀、结膜充血、大汗淋漓、端坐呼吸、烦躁不安或伴咳嗽。大多根据服用阿司匹林等环氧酶抑制剂后引起哮喘急性发作的病史而诊断，阿司匹林激发试验被

你用对了吗——哮喘用药

用于诱导支气管痉挛,以诊断 AIA,包括口服阿司匹林和吸入赖氨酸-阿司匹林激发试验,但因能诱发严重的支气管痉挛,必须由经验丰富的医务人员在一定抢救条件下进行。

Q39 哮喘患者使用吸入剂和口服药物,哪种效果更好?

答: 急性哮喘患者主要强调治疗的速度性,吸入剂发挥治疗效果的速度快并能迅速地缓解症状,所以使用吸入剂相比口服药物而言效果好;而慢性哮喘患者依据哮喘(尤其是夜间哮喘)发作的频度、严重程度,肺功能和对 $β_2$ 受体激动剂的需要量把慢性哮喘分为 4 级:一级,间歇发作;二级,轻度持续;三级,中度持续;四级,重度持续,并按照哮喘的分级阶梯疗法进行治疗。对于间歇发作性慢性哮喘,只要按需给予短效 $β_2$ 受体激动剂或其他能缓解哮喘症状的解痉平喘药(如氨茶碱、抗胆碱药等)即可,哮喘发作的间歇期不必每天给药。但是,对于 2~4 级持续性慢性哮喘,除了必要时需根据病情应用各种解痉平喘药来控制哮喘症状外,为了减轻气道的变态反应性炎症、减少和减轻哮喘的病情,应当每天给予吸入性糖皮质激素。随着病情程度的增加,每天所需吸入性糖皮质激素的剂量也相应增加,此时应酌情给予茶碱控释片、长效 $β_2$ 受体激动剂等;一般情况下以 3 个月为调整治疗级别的观察时间,对于每日吸入性糖皮质激素需要量超过 800 微克的哮喘患者,可联合应用白三烯受体拮抗剂、茶碱缓释剂和(或)$β_2$ 受体激动剂,以避免因吸入大剂量糖皮质激素而引起不良反应。按照某一级方案治疗后,如果疗效欠佳,在排除患者用药依从性差、用药技术不正确或环境中致喘因子未能有效控制等因素后,应给予升级治疗;如果按照某一级方案治疗后哮喘症状已被有效地控制3个月以上，可考虑降一级治疗；对于按照任何一级方案治疗过程中的严重哮喘发作，均应积极地（包括必要时全身应用糖皮质激素等）加以控制。所以说慢性哮喘患者不是单纯地认为使用哪种药物效果好，而是考虑药物的综合治疗。

Q40 市场上治疗哮喘的吸入剂类型很多，患者可以随意更换吗？

答： 不可以，市场上治疗哮喘的吸入剂类型很多，但是这些吸入剂的治疗作用机制却有区别，并不适用于所有的患者。

（1）短效 β_2 受体激动剂通过松弛支气管平滑肌缓解支气管痉挛，对心肌收缩力影响不大。这些药物作为支气管扩张剂，用于治疗哮喘急性发作的支气管痉挛，预防运动性哮喘或与夜间哮喘相关的支气管痉挛，如沙丁醇胺气雾剂等。长效 β_2 受体激动剂不能用于治疗急性支气管痉挛，通过松弛与支气管炎相关的细支气管平滑肌缓解支气管痉挛、肺气肿、哮喘，能用于夜间哮喘的预防性治疗或运动诱发的哮喘症状，如沙美特罗和福莫特罗，也可以联合吸入性糖皮质激素治疗哮喘。

（2）短、长效抗胆碱能药物可抑制平滑肌上的 M3 受体，导致支气管扩张。如短效抗胆碱能制剂异丙托溴铵，可在15分钟内起效。长效抗胆碱能药物噻托溴铵，可用于长期维持治疗，但不能用于哮喘急性发作治疗。

（3）吸入性糖皮质激素包括丙酸倍氯米松、曲安奈德、氟替卡松、布地奈德、糠酸莫米松吸入粉末等。类固醇是最有效的抗炎剂，糖皮质激素吸入剂具有局部活性、副作用小等特点。

以上均为目前市场上常见的吸入剂型，由于每种药物都有自己的作用特点，患者需要在医师或药师的指导下按照病情选择或调整，不能随意更换以免耽误病情或加重全身不良反应。

Q41 哮喘患者什么时候需要口服、静脉使用激素？

答： 重度持续哮喘的患者，每天都有哮喘症状，症状频繁出现，经常出现夜间呼吸困难，肺功能检查提示1秒用力呼气容积（FEV1）＜预计值的60%或峰流速（PEF）＜个人最佳值的60%、PEF或FE%昼夜变异率＞30%，在吸入大剂量激素治疗无效时，或者急性发作病情较重的哮喘患者，应及时到医院就诊，在医师的指导下尽早开始口服糖皮质激素治疗，以防止病情进一步恶化。通常选择代谢较快的糖皮质激素如泼尼松、泼尼松龙、甲泼尼龙等，症状缓解、肺功能恢复时可停用而改为吸入性糖皮质激素维持治疗。对于糖皮质激素依赖的哮喘患者可采取每天或隔天清晨顿服给药的方法以减少全身不良反应，而后逐渐减少用量。严重的急性哮喘发作时，需要及时到医院急诊就诊，通过静脉途径给予较大剂量的糖皮质激素，无糖皮质激素依赖倾向者可在3～5天内停药，有糖皮质激素依赖倾向者需延长静脉应用时间，在哮喘症状控制后改为口服用药，并逐步减少糖皮质激素用量。对于伴有呕吐、气管插管等不便于口服药物的患者，可使用静脉给药方式。

Q42 对于哮喘患者来说，使用氨茶碱和多索茶碱是一样的吗？这两种药物之间有什么区别？

答： 虽然这两种药物很相似，但还是有一定的差别。茶碱静脉使用适用于哮喘急性发作且近24小时内未用过茶碱类药物的患者。氨茶碱主要的药理作用：①支气管扩张作用；②抗炎（抑制炎症介质的释放和活性、抑制炎症细胞的活性）；③免疫调节作用；④改善气道黏膜纤毛输送能力；⑤增加膈肌收缩力，改善通气功能。多索茶碱除茶碱的药理作用外，其松弛支气管平滑肌痉挛的作用较氨茶碱强 10～15 倍，并具有氨茶碱所没有的镇咳作用。多索茶碱与氨茶碱相比，较少引起中枢、胃肠道、心血管等肺外系统的不良反应，但大剂量给药仍可引起血压下降等不良反应。两者都不适用于哮喘持续症状的患者，均需视个体病情变化选择最佳剂量和用药方法，并且最好能监测血药浓度、及时调整药物剂量。总之，多索茶碱的支气管舒张作用优于氨茶碱，并且多索茶碱是非腺苷阻滞剂，无中枢神经、消化道等肺外副作用，对心脏作用兴奋较少，起效迅速，药效持续时间长，但是价格较贵。

Q43 肝功能不佳的哮喘患者选择哪种激素最佳？

答： 由于哮喘患者一般情况下使用吸入性激素的情况较多见，并且吸入性激素主要在局部发挥作用，副作用较小，对肝功能影响较小，所以肝功能不佳的哮喘患者可以安全使用。但对于一些需要口服或静脉注射使用激素类药物的重症或急性发作的较重的患者，就需要对那些伴有肝功能不佳者进行特别提醒。一般情况下，泼尼松和甲泼尼龙皆可用于口服或静脉使用治疗哮喘患者，且疗效相似，但泼尼松需经肝脏代谢后才能发挥作用，而甲泼尼龙无须代谢即可发挥作用，对于肝功能严重受损的患者可优先选择甲泼尼龙。

刘 圣 周 冉 姚 飞 舒 冰

参 考 文 献

李俊, 刘克辛, 袁洪. 临床药理学. 5版. 北京: 人民卫生出版社, 2013, 299-306.

杨宝峰, 苏定冯. 药理学. 8版. 北京: 人民卫生出版社, 2013, 336-339.

陈晓蛟, 朱慕云. 妊娠期哮喘的发病机制及防治策略. 中华哮喘杂志, 2013, 7(6): 452-455.

韩媛, 顾玉海. 支气管哮喘的药物治疗. 临床肺科杂志, 2012, 17(12), 2261-2263.

李喆, 莫琳芳, 任成山. 支气管哮喘药物治疗现状及进展. 中华肺部疾病杂志(电子版), 2014, 7(5): 78-80.

刘泽辉, 张亚同, 胡欣. 我院茶碱血药浓度监测及其影响因素综合性评价. 中国新药杂志, 2016, 25(21): 2514-2520.

宋燕, 刘恩梅. 儿童哮喘长期控制的常用药物及其疗效. 儿科药学杂志, 2012, 18(5):50-53.

郑凤霞. 吸入型糖皮质激素在支气管哮喘中的临床应用及研究近况. 中华肺部疾病杂志(电子版), 2013, 6(4): 385-387.

中华人民共和国卫生部. 糖皮质激素药物临床应用指导原则. 2011.

中华医学会呼吸病学分会哮喘学组. 支气管哮喘急性发作评估及处理中国专家共识. 中华内科杂志, 2018, 57(1): 4-14.

中华医学会呼吸病学会哮喘学组. 支气管哮喘防治指南(2016年版). 中华结核和呼吸杂志, 2016, 39(9): 1-23.

Fanta C. An overview of asthma management. https://www-uptodate-com.ezproxy3.lhl.uab.edu/contents/search. Uptodate, 2018.

Initiative G. Global Strategy for Asthma Management and Prevention. NHlbi/who Workshop Report, 2011, 31(1): 143-178.